Hubertus Himmerich

Winterblues

Hubertus Himmerich

Winterblues

Das Wohlfühlbuch gegen die Herbst- und Winterdepression

KREUZ

FSC
www.fsc.org
MIX
Papier aus verantwortungsvollen Quellen
FSC® C083411

www.kreuz-verlag.de

Umschlaggestaltung: Vogelsang Design
Umschlagmotiv: © ivan kmit – Fotolia.com

Satz: de·te·pe, Aalen
Herstellung: CPI books GmbH, Leck

ISBN 978-3-451-61260-2

Inhalt

Einleitung

Wenn die Tage kürzer und dunkler werden und die Welt sich zunehmend kalt und grau zeigt, überkommt viele von uns Wehmut. Wir sehnen uns nach Sonne und Wärme. Einige Menschen fühlen sich in der dunklen Jahreszeit darüber hinaus traurig und antriebslos. Ist das normal oder liegt eine psychische Erkrankung vor? Und was kann man dagegen tun? Diese Fragen sind nicht einfach zu beantworten, denn das menschliche Erleben und Verhalten ist vielfältig. Bei Antriebslosigkeit oder Traurigkeit im Herbst und Winter kann es sich um ein ganz normales und gesundes Erleben, eine psychische Problematik oder sogar eine Krankheit handeln.

Ich bin in einem kleinen Dorf aufgewachsen. Das Dorf heißt Mündersbach und liegt im Westerwald. Mein Vater war Förster und Bürgermeister. Wir haben zusammen die Pflanzen, Tiere und Menschen unseres Dorfes und des dazugehörigen Waldes im Verlauf des Jahres beobachtet. Die meisten Bäume waren im Winter ohne Laub – bis auf die Ilex und die Fichten, die vor unserem Haus wuchsen. Viele Tiere machten Winterschlaf, wie der Siebenschläfer und der Dachs. Andere Tiere, wie das Wildschwein, liefen den gesamten Winter über durch den Wald. Wieder andere ließen es nur etwas ruhiger angehen, wie das Eichhörnchen.

Ähnlich war es auch bei den Menschen. Einige Bauern, die im Spätsommer und Herbst sogar am Wochenende gearbeitet hatten, um die Ernte einzuholen, saßen im Winter am Küchentisch oder am Ofen, machten ab und zu mittags ein Nickerchen und führten ein erholsameres Leben als von Frühling bis Herbst. Andere waren im Winter aktiv und schlugen Brennholz. Besonders lebenslustig waren die Jäger. Sie bliesen zur Treibjagd und waren den ganzen Tag mit großer Begeisterung unterwegs. Mein Vater nahm mich zu solchen Treibjagden als Treiber mit. Es war ziemlich anstrengend, über Stock und Stein und durch das Dickicht zu stolpern, »Hopp, hopp!« zu rufen und die Wildschweine aus dem Bestand zu treiben.

Wir Einwohner von Mündersbach gingen also sehr unterschiedlich mit dem Winter um, auch wenn sich wahrscheinlich jeder von uns im Winter zumindest ein wenig anders als im Sommer fühlte. Ein Teil von uns richtete es sich so ein, dass es im Winter etwas gemütlicher zuging.

- Menschen verhalten sich im Winter anders als im Sommer.
- Bei manchen ist der Unterschied groß, bei anderen klein.

Als Kind schien mir das Leben im Dorf einfacher und idyllischer, als es in Wirklichkeit war. Mittlerweile weiß ich, dass es auch in den Familien der Bauern Menschen gab, die jeden Herbst und Winter Probleme bekamen. Für sie waren die Kartoffelernte im Herbst und das Brennholzschlagen im Winter fast unüberwindliche Herausforderungen.

Als ich nach Mainz zum Medizinstudium ging, aber auch später in München, Marburg, Aachen und Leipzig, merkte ich, dass die Großstadtgesellschaft – im Gegensatz zum Leben im Dorf, das mit den Jahreszeiten wechselte – immer gleich ist und Menschen fordert, die über das Jahr hinweg konstant und in gleicher Weise aktiv sind. Die Arbeitnehmer kommen in ihre stets gleichen Büros und haben dieselben Arbeitszeiten, egal ob Winter oder Sommer ist. Vielen macht das nichts aus. Aber einige spüren, dass ihre Natur anders ist und dass ihr Inneres den Jahreszeiten folgt. Sie können nicht immer eine konstante Leistung bringen und auch emotional nicht immer gleich sein. Manche meiner Bekannten versuchen dem Winter zu entfliehen, indem sie im Urlaub in den Süden fahren. Andere machen Wintersport, um möglichst viel draußen zu sein und möglichst viel Licht und Sonne abzubekommen. Ich habe aber auch Patienten, die mit den Veränderungen im Herbst und Winter gar nicht zurechtkommen. Diese Menschen leiden so sehr unter der dunklen Jahreszeit, dass sie eine psychiatrische Behandlung benötigen. Zum Teil leiden sie an einer Herbst- oder Winterdepression, die wir auf der Depressionsstation des Universitätsklinikums Leipzig, wo ich als Oberarzt arbeite, mit Lichttherapie und meist auch mit Antidepressiva behandeln.

Manche Psychiater halten die Winterdepression für kein relevantes Thema in der Psychiatrie und insbesondere in der stationären psychiatrischen Behandlung. Ich habe aber die Erfahrung gemacht, dass ganz häufig Patienten mit einer schweren Depression, die im Herbst oder Winter in die Klinik kommen, ein im Jahresverlauf zyklisches Wiederkehren ihrer depressiven Symptome und ihrer stationären Krankenhausaufenthalte haben. Man muss allerdings als Arzt genau nachfragen, ob die Phasen regelmäßig im Winter auftreten. Die Patienten können es nicht wissen und erzählen es oft nicht spontan. Denn im Laienverständnis der Depression spielen psychologische Faktoren eine größere Rolle als biologische. Da jeder Mensch praktisch immer irgendwelche Verlusterlebnisse oder zwischenmenschliche Probleme hat, findet sich auch immer ein Grund dafür, depressiv zu sein. Der Arzt aber sollte es besser wissen und bei seinen Patienten auch nach biologischen Ursachen einer Depression forschen, wenn diese nicht spontan berichtet werden. Deswegen halte ich es für wichtig, dass Psychiater, Psychotherapeuten und ihre Patienten nicht den saisonal bedingten Aspekt dieser Erkrankung aus den Augen verlieren, der auf biologischen Mechanismen wie Lichtmangel und einem Ungleichgewicht von Botenstoffen im Gehirn gründet. Das Buch »Biologie für die Seele« meines ehemaligen Lehrers Professor Florian Holsboer beschreibt sehr gut und sehr persönlich, wie stark psychische Erkrankungen durch biologische Faktoren bedingt sind.

Die Winterdepression steht als extremste Ausprägung am Ende eines ganzen Spektrums von Verhaltensänderungen im Herbst und Winter. Der Winter macht die Betroffenen richtig krank. Für sie ist es wichtig zu wissen, dass diese Depression eine Erkrankung ist, die man behandeln kann. Die leichteren psychischen Veränderungen im Winter werden in unserem Sprachgebrauch als »Winterblues« bezeichnet.

- Leichte winterliche Beeinträchtigungen werden als »Winterblues« bezeichnet.
- Menschen können im Herbst oder Winter auch regelmäßig an einer Depression erkranken, der Herbst- oder Winterdepression.

Die Herbst- oder Winterdepression ist bei einem kleinen Teil der Bevölkerung eine krankhafte Extremvariante der jahreszeitlichen Veränderungen, die die meisten Menschen im Herbst oder Winter verspüren. Die schlimmen, aber auch die leichteren Veränderungen im Herbst und Winter sind ein interessantes Phänomen, das aus dem Rhythmus der Jahreszeiten resultiert. Ursächlich für die Jahreszeiten ist die Änderung der Stellung der Erdachse zu ihrer Umlaufbahn um die Sonne. Diese hat weitreichende biologische und biochemische Konsequenzen für die Tier- und Pflanzenwelt und deswegen auch für uns Menschen.

Wir sind aber diesen jahreszeitlichen Unterschieden nicht ausgeliefert. Wir haben vielfältige Möglichkeiten, kreativ mit Herbst und Winter und auch mit dem Winterblues umzugehen, indem wir unser Schlafverhalten, unsere Aktivität, den Inhalt unserer Tätigkeiten und unser Freizeitverhalten so gestalten, dass es unserem individuellen inneren Rhythmus entspricht. Wir können die Zeit des Winters dazu nutzen, Dinge zu hinterfragen, uns mit Religion und Musik zu beschäftigen, uns zu entspannen und Pläne für das nächste Jahr zu machen. Der Winterblues ist nicht nur ein Übel, das uns davon abhält, dynamisch, allzeit bereit und leistungsstark zu sein. Er ist auch eine Chance – die Chance, etwas zu verändern und im Einklang mit der eigenen Natur zu leben.

Ich habe diesen Ratgeber mit großer Freude geschrieben, denn der Winterblues ist ein Thema, zu dem Sachverhalte aus verschiedenen Wissensgebieten dargestellt werden können. Es ist außerdem ein Anlass, darüber nachzudenken, wie sehr wir gegen unsere Natur leben und wie sehr wir von einem Ideal des immer aktiven und konstant leistungsfähigen Menschen geprägt sind.

Auch das Thema Depression wird eine Rolle spielen, denn letzten Endes ist die Winterdepression eine Unterform dieser häufig auftretenden psychischen Erkrankung, die mit großem Leid für die Betroffenen und ihre Angehörigen einhergeht. Diese Erkrankung muss behandelt werden, und die Behandlungschancen sind sehr gut.

Der Einfachheit halber werde ich im Folgenden über depressive Episoden im Herbst oder Winter als »Winterdepression« sprechen, auch wenn bei manchen Betroffenen die Erkrankung bereits im Herbst beginnt und zum Teil im Winter schon wieder besser wird, wenn der Schnee fällt und die Natur weiß und hell erstrahlt.

Dieses Buch ist keine wissenschaftliche Arbeit. Ich versuche nur, Ihnen gut verständlich zu erklären, wie der Winterblues entsteht; und ich gebe Tipps, was man gegen den Winterblues oder eine Winterdepression tun kann. Damit die Darstellung nicht zu theoretisch bleibt, konnte ich drei Betroffene dafür gewinnen, aufzuschreiben, was sie in ihren Phasen der Winterdepression erlebt haben und was ihnen geholfen hat. Ihnen bin ich für diese Hilfe bei der Entstehung des Buches sehr dankbar. Ihre Ausführungen finden Sie in Kapitel 2.

Schon seit Jahrtausenden sind den Menschen die Auswirkungen der Jahreszeiten auf das menschliche Erleben und seine Gesundheit bekannt. Der erste, der diese Phänomene in unserem Kulturraum systematisch zusammengestellt hat, war Hippokrates von Kos, der von 460 v. Chr. bis 377 v. Chr. lebte. Er beschrieb das Auftreten von Krankheiten im Verlauf des Jahres. Hippokrates waren zwar schon Symptome wie Müdigkeit, Lethargie und traurige Stimmung bekannt, psychiatrische Diagnosen gab es zu seiner Zeit jedoch noch nicht.

Willy Hellpach fasste in seinem Buch »Die geopsychischen Erscheinungen – die Menschenseele unter dem Einfluss von Wetter und Klima, Boden und Landschaft«, das 1911 erschien, das damalige Wissen über den Zusammenhang zwischen Umweltfaktoren und dem psychischen Erleben von Menschen erstmals zusammen. Für die weitere Erforschung der Winterdepression war es ein Glücksfall, dass der südafrikanische Psychiater Norman E. Rosenthal selbst unter einer Winterdepression litt. In den 1980er-Jahren beschrieb er als Erster die Winterdepression als Krankheit, behandelte sich selbst mit Lichttherapie und forschte in den USA am National Institute of Mental Health (NIMH) zur Winterdepression und zu anderen saisonal auftretenden psychischen Störungen. Ihm verdanken wir einen Großteil des heutigen Wissens über die Winterdepression. Dennoch, obwohl sich bereits seit der Antike und zu Beginn des 20. Jahrhunderts bedeutende Wissenschaftler und Ärzte mit dem Einfluss von Umweltfaktoren und Jahreszeiten auf das menschliche Verhalten und Erleben beschäftigten, besteht noch erheblicher Forschungsbedarf.

Wie viele menschliche Verhaltensweisen können Winterblues und Winterdepression mehrere Gründe haben, die im Zusammenspiel dazu führen, dass man im Winter antriebslos, traurig und müde wird. Dies können physikalische Faktoren wie der Lichteinfall, Ernährungsfaktoren wie Vitamin-D-Mangel oder soziale Einflüsse sein. Ich habe versucht, diese verschiedenen Ursachen herauszuarbeiten, damit Sie sich als Leser selbst Gedanken machen können, wo bei Ihnen möglicherweise die Gründe liegen, dass Sie sich im Winter unwohl fühlen. Beim Nachdenken über die Winterdepression ist es trotz des umfassenden Blickes auf die biologischen, psychischen und sozialen Gründe wichtig, nicht zu viel zu psychologisieren und die Gründe für die Erkrankung nicht zu sehr in sozialen Bedingungen zu sehen; denn die Ursache liegt vor allem im Mangel an Licht, der mit Stoffwechselveränderungen im Gehirn einhergeht. Das werde ich im Verlauf dieses Buches weiter ausführen.

Wie auch viele Faktoren zum Winterblues und zur Winterdepression führen, gibt es gegen Winterblues oder Winterdepression nicht nur eine Therapie, die die beste ist. Sie – und bei der Winterdepression Sie und Ihr Arzt – entscheiden, welche Therapie Ihnen am meisten zusagt und welche Therapie Ihnen am besten helfen könnte. Dabei können verschiedene Behandlungsmöglichkeiten kombiniert werden, die ich Ihnen in diesem Buch vorstellen möchte.

1. Winterblues und Winterdepression – Was ist das?

Die Jahreszeiten

Das Leben auf unserer Erde ist stark vom Licht und der Wärme der Sonne abhängig. Über das Jahr hinweg bestehen jedoch große Unterschiede hinsichtlich der Sonnenstrahlung, vor allem in der Nähe von Nord- und Südpol. Die Erde dreht sich innerhalb eines Jahres einmal um die Sonne und bewegt sich dabei auf einer elliptischen Bahn. Außerdem dreht sich die Erde um sich selbst. Die Achse, um die sie sich dreht, verläuft durch den Nordpol und den Südpol. Diese Achse steht aber nicht senkrecht zur elliptischen Bahn um die Sonne, sondern diese Achse ist um 23,5 Grad abgekippt.

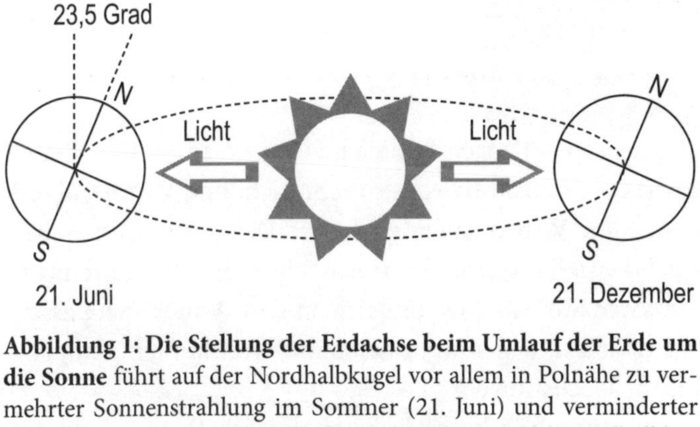

Abbildung 1: Die Stellung der Erdachse beim Umlauf der Erde um die Sonne führt auf der Nordhalbkugel vor allem in Polnähe zu vermehrter Sonnenstrahlung im Sommer (21. Juni) und verminderter Sonneneinstrahlung im Winter (21. Dezember). Auf der Südhalbkugel sind die Jahreszeiten um ein halbes Jahr verschoben.

Durch diese Neigung erhält die Nordhalbkugel der Erde, wenn dort Sommer ist, mehr Sonneneinstrahlung, wie man im linken Teil der Abbildung 1 erkennen kann. Im Winter dagegen erhält die Nordhalbkugel weniger Sonneneinstrahlung, weil der Nordpol aufgrund der Schräge der Erdachse der Sonne abgewandt ist, wie der rechte Teil der Abbildung zeigt. Diese Extrempositionen der Sonnenab- und Sonnenzugewandtheit einer Erdhalbkugel werden jeweils zum Sommer- und zum Winteranfang am 21. Juni und am 21. Dezember jeden Jahres von der Erde eingenommen. Auf der Südhalbkugel ist die Periodik der Sonneneinstrahlung um ein halbes Jahr verschoben. Dort ist am 21. Dezember Sommeranfang und am 21. Juni Winteranfang.

Durch diese Unterschiede in der Sonneneinstrahlung erhalten wir zu den verschiedenen Jahreszeiten eine unterschiedliche Intensität der Sonnenstrahlen und eine unterschiedliche Tageslänge.

- Weil die Erde auf ihrer Umlaufbahn schräg zur Sonne steht, sind die Tage im Sommer lang und im Winter kurz.

Die meisten Pflanzen brauchen zum Wachsen und Reifen sowie für ihren Stoffwechsel mehr Licht und Wärme, als die Sonne im Winter spenden kann. Deswegen werfen beispielsweise die Bäume im Herbst ihr Laub ab und reduzieren ihren Stoffwechsel, um sich an den Winter anzupassen. Auch Gräser stellen unterhalb einer bestimmten Temperatur ihr Wachstum ein.

Der zugrunde liegende biochemische Prozess, der den Pflanzen ermöglicht, mithilfe der Sonnenenergie wichtige

Moleküle zu erzeugen, um ihren Stoffwechsel aufrechtzuerhalten und zu wachsen, ist die sogenannte Photosynthese. Sie ist der wichtigste biochemische Prozess für das Leben auf der Erde, denn mit ihr gelingt es Pflanzen, aus Kohlendioxid aus der Luft, Wasser aus der Erde und Energie aus den Sonnenstrahlen energiereiche Verbindungen wie Traubenzucker (Glukose) herzustellen.

- Pflanzen reduzieren im Winter stark ihren Stoffwechsel, mit dem sie wichtige energiereiche Verbindungen produzieren.
- Weil Pflanzen im Winter kaum wachsen, gibt es in dieser Jahreszeit wenig Nahrung.

Das Verhalten von Tieren und Menschen im Winter

Da Menschen und Tiere von energiereichen chemischen Verbindungen wie Glukose abhängig sind, diese aber im Winter nicht ausreichend von der umgebenden Natur produziert werden können, haben sich viele Tierarten im Laufe der Evolution an die Situation im Winter angepasst und halten einen Winterschlaf. Dazu gehören auch einige Säugetiere wie Fledermäuse, Siebenschläfer, Haselmäuse, Hamster, Igel und Dachse. Die notwendige Energie, um die Lebensfunktionen der Winterschläfer während der jahreszeitlichen Schlafphase aufrechtzuerhalten, kommt aus den Fettdepots, die sie sich im Sommer angefressen haben. Im Winterschlaf an einem geeigneten und angenehmen Ort verfallen die Tiere in einen Zustand, in dem sie wenig Energie brauchen.

Dabei reduzieren sie ihren Herzschlag, ihre Atmung und ihre Körpertemperatur. Manche Winterschläfer wie die Murmeltiere halten sogar einen sozialen Winterschlaf, indem sie sich eng aneinanderkuscheln, sodass sie sich gegenseitig aufwärmen können, wenn die winterlichen Temperaturen zu stark absinken.

Es gibt auch Tiere, die keinen echten Winterschlaf halten, sondern lediglich ihre Aktivität vermindern und eine Winterruhe einlegen. Das Eichhörnchen ist ein solches Tier. Eichhörnchen legen im Herbst einen Vorrat an Nahrung an, den sie im Winter während der Ruhephase fressen können.

- Wild lebende Tiere sind gezwungen, sich an den Nahrungsmangel im Winter anzupassen.
- Deswegen reduzieren sie ihre Aktivität oder halten einen Winterschlaf.

Wenn wir Menschen der industrialisierten Welt uns nicht durch den Bau von Häusern und das Vorhandensein frischen Essens zu jedem Zeitpunkt im Jahr von den Jahreszeiten unabhängig gemacht hätten, wären Verhaltensweisen eines Winterschlafes oder einer Winterruhe auch für uns sinnvoll, damit wir die Zeit des Winters, in der natürlicherweise wenig Nährstoffe in der Natur zu finden sind, gut überstehen. Einige Wissenschaftler gehen davon aus, dass in der menschlichen Evolution die Reduktion der Aktivität und des Kalorienbedarfs in den Wintermonaten und eine vermehrte Nahrungsaufnahme – wenn Nahrung vorhanden war – ein Überlebensvorteil waren. In der Steinzeit gab es noch keine Kühlschränke und Tiefkühltruhen, um frische Nahrungsmittel während des Winters einzufrieren, und es gab auch keine Flugzeuge und Lastschiffe, um Lebensmittel aus tropischen Regionen oder von der gegenüberliegenden Erdhalbkugel zu importieren. In unserer evolutionären Geschichte war also der Winterblues mit einem Mangel an Aktivität und Lebensfreude, einem vermehrten Schlafbedürfnis und gesteigertem Appetit möglicherweise ein Phänomen, das zum Überleben der Menschen in den Breiten beigetragen hat, wo es Jahreszeiten gibt. Dies würde auch erklären, warum in Ländern, die näher an den Polen der Erde liegen, wie in arktischen Regionen oder Nordfinnland, das höchste Vorkommen der Winterdepression besteht. In Äquatornähe gibt es keine Winterdepression. Überhaupt ist dort das Vorkommen von Depressionen sehr viel geringer als in Ländern, die Richtung Nord- oder Südpol liegen.

Unser modernes Leben führt nicht nur dazu, dass wir während des Winters aktiv bleiben müssen, sondern wir verbringen darüber hinaus viel Zeit in Büros oder zu Hause auf dem Sofa. Das heißt, dass wir im Winter zu wenig natürliches Licht bekommen. Dies kann sich nachteilig auf die Stimmung auswirken (siehe auch Kapitel 3).

- In unserer Entwicklungsgeschichte mussten wir Menschen uns an den Winter anpassen.
- Mögliche Anpassungsversuche an den kalten und dunklen Winter sind verstärkte Nahrungsaufnahme, verminderte Aktivität und vermehrter Schlaf.

Merkmale des Winterblues

Für den Winterblues gibt es keine wissenschaftliche Definition. Das ist nicht verwunderlich, denn der Winterblues ist keine Erkrankung, sondern ein normales menschliches Verhalten, das evolutionär aus einer Zeit stammt, in der wir Menschen abhängiger von der Natur waren. In der Vergangenheit war es ein durchaus sinnvolles Verhalten, das auf die Reduktion von Aktivität und Energieverbrauch in einer Zeit knapper Nahrungsmittel abzielte. Ähnlich wie Tiere im Winterschlaf möchten sich Menschen, die an Winterblues leiden, am liebsten eine Decke über den Kopf ziehen und im Bett liegen bleiben, bis der Frühling kommt.

Auch die Gemütslage kann verändert sein. Die gedrückte Stimmung hält oft tagelang an oder es können kurze Angst- oder Einsamkeitszustände auftreten. Am liebsten würde man dann einen sozialen Winterschlaf wie die Murmeltiere machen und sich im Winter dicht aneinanderkuscheln.

Viele Menschen leiden im Winter unter einer erhöhten Müdigkeit, sodass sie morgens nur schwer aufwachen können, schlecht aus dem Bett kommen, insgesamt mehr schlafen und sich tagsüber trotzdem müde und schlapp fühlen. Auch das sexuelle Interesse und überhaupt die Fähigkeit, Lust und Freude zu empfinden, können abnehmen. Im Rahmen des Winterblues haben manche Menschen Schwierigkeiten, sich zu konzentrieren oder Aufgaben zu Ende zu führen. Pessimistische Gedanken sind häufig. Außerdem kommt es vor, dass Betroffene Heißhungerattacken bekommen und insbesondere Appetit auf fette und süße Nahrung haben. Man geht davon aus, dass etwa 20 Prozent aller Menschen in unseren Breiten im Winter spürbar solche Symptome haben. Das heißt, der Winterblues ist ein relevantes Thema für unsere Gesellschaft.

Müdigkeit, Antriebsmangel und Rückzug ins Bett können im Herbst und Winter zu Problemen bei der Arbeit und im Familienleben führen. Da das Arbeitsleben sich immer stärker vom Rhythmus der Natur entfernt, kommen immer mehr Menschen in einen Widerspruch zwischen ihrem inneren Rhythmus, der einem natürlichen Verlauf folgt, und dem immer gleichen Arbeitsleben im Büro, bei dem die Jahreszeit unerheblich ist. Man kann feststellen, dass immer mehr Menschen vom Winterblues betroffen sind, was möglicherweise unserer modernen Lebensweise zuzuschreiben ist.

Es ist wichtig, den Winterblues nicht mit einer handfesten psychischen Erkrankung zu verwechseln. Deswegen sollte dann nicht mehr von Winterblues gesprochen werden, wenn beispielsweise eine Depression vorliegt. Tritt eine Erkrankung auf, sollte diese nämlich behandelt werden; und dann gibt es auch einen Anspruch des Patienten auf ärztliche oder psychotherapeutische Behandlung, für deren Kosten die Krankenkasse aufkommen muss.

Mögliche Merkmale des Winterblues

- Symptome treten regelmäßig im Herbst oder Winter auf
- Verschwinden der Symptome im Frühling oder Sommer
- Schwierigkeiten, morgens aufzuwachen
- Morgentief
- Vermehrtes Schlafbedürfnis
- Konzentrationsstörungen
- Pessimistische Gedanken
- Verminderte Aktivität

- Vermindertes sexuelles Interesse
- Verminderte Fähigkeit, Freude zu empfinden
- Vermehrter Appetit
- Gedrückte Stimmung
- Ängstlichkeit
- Sozialer Rückzug
- Kein Vorliegen einer psychischen Krankheit, zum Beispiel einer Depression

Abgrenzung des Winterblues zur Depression

Bei manchen Menschen sind die Symptome, wie sie beim Winterblues vorkommen, so schlimm, dass man von einer Depression sprechen kann. Die Depression ist eine häufige Erkrankung und gehört deshalb zu den Volkskrankheiten. Im Bundesgesundheitssurvey von 1998, einer Querschnittsstudie der Wohnbevölkerung in Deutschland, wurden auch psychische Erkrankungen erfasst. Es zeigte sich, dass in einem Zeitraum von vier Wochen etwa sechs Prozent der Bevölkerung an einer Depression leiden. Frauen waren in dieser Untersuchung doppelt so häufig von einer Depression betroffen wie Männer. Es zeigte sich außerdem, dass die Erkrankung alle Altersgruppen betrifft und dass etwa jede vierte Frau und jeder achte Mann im Laufe des Lebens mindestens einmal an einer Depression erkranken.

Umgangssprachlich sagt man, dass jemand depressiv ist, wenn er traurig ist. Dies ist aber nicht das, was man medizinisch unter einer Depression versteht. Die Depression ist medizinisch gesehen eine Erkrankung, die mit gedrückter

Stimmung, Interessensverlust, Freudlosigkeit und Antriebsminderung einhergeht. Dies sind die Kernsymptome der Depression. Zu dieser depressiven Kernsymptomatik können noch andere Symptome hinzukommen: Suizidgedanken, ein vermindertes Selbstwertgefühl und Selbstvertrauen, Appetitminderung, eine verminderte Konzentration und Aufmerksamkeit, Schlafstörungen sowie Gedanken von Schuld und Wertlosigkeit.

Wenn mindestens zwei Kernkriterien der Depression – also der Verlust von Interesse und Freude, eine depressive Stimmung oder verminderter Antrieb – und zwei weitere Kriterien über mindestens zwei Wochen erfüllt sind, liegt eine Depression vor. Das zeitliche Kriterium ist sehr wichtig, denn bei jedem gesunden Menschen treten ab und zu Tage auf, an denen solche Symptome vorliegen können. Haben Sie den Eindruck, dass dies bei Ihnen der Fall ist, sollten Sie einen Arzt oder einen Psychotherapeuten aufsuchen, um abzuklären, ob bei Ihnen eine behandlungsbedürftige Depression vorliegt.

Im Gegensatz zum Winterblues und zur Winterdepression haben Menschen, die an einer typischen nicht-saisonalen Depression leiden, meist Schlafstörungen, sodass sie nicht einschlafen oder nicht durchschlafen können und morgens zu früh aufwachen. Außerdem liegt bei der typischen Depression meist eine Appetitminderung mit Gewichtsabnahme vor, während beim Winterblues oder der Winterdepression meist ein Heißhunger auf süße und fettige Nahrung besteht, der zu Gewichtszunahme führen kann. Dies ist jedoch keine Regel, die immer zutreffen muss. Ich kenne einige Patienten mit schweren depressiven Phasen im Winter, die über Schlafstörungen und eine Verminderung des Appetits berichten.

Im Gegensatz zum Winterblues können bei der Winterdepression Suizidgedanken und suizidale Handlungen auftreten. Bei solchen Symptomen sollte von einer psychischen Erkrankung ausgegangen und zeitnah ein Arzt oder ein Facharzt für Psychiatrie konsultiert werden.

Bei der Depression lassen sich verschiedene Schweregrade unterscheiden. Eine leichte Depression liegt vor, wenn zwei Kernsymptome und zwei Zusatzsymptome erfüllt sind. Von einer mittelgradigen Depression sprechen wir, wenn zwei Hauptsymptome und drei bis vier Zusatzsymptome vorhanden sind. Eine schwere Depression liegt vor, wenn drei Hauptsymptome und vier Zusatzsymptome jeweils länger als zwei Wochen bestehen.

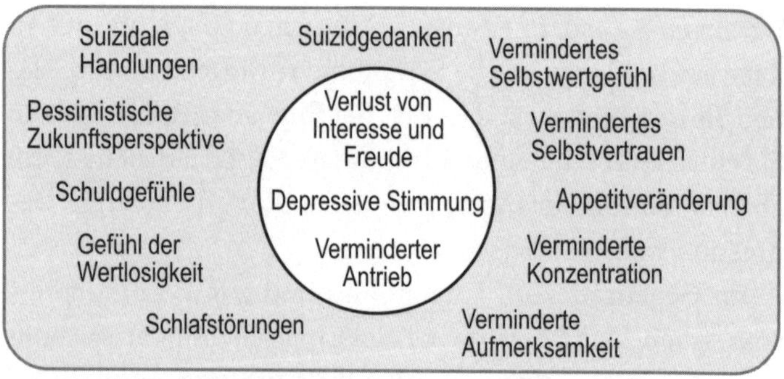

Abbildung 2: Symptome einer Depression. Eine Depression liegt vor, wenn mindestens zwei Kernsymptome und zwei Nebensymptome über zwei Wochen vorhanden sind.

Depressionen werden weder nur körperlich noch ausschließlich psychisch verursacht. Sowohl auf der biologischen als auch auf der psychischen Seite kann nach Erklärungen und Therapieansätzen gesucht werden. Bei der Winterdepression ist allerdings der Lichtmangel im Herbst und Winter der ausschlaggebende Grund, auch wenn weitere zusätzliche Faktoren zu ihrer Entstehung beitragen können. Depressive Episoden treten sowohl einzeln als auch wiederkehrend auf. Wenn es bei einem Menschen zu mehreren depressiven Phasen im Leben kommt, zwischen denen es ihm wieder gut geht, spricht man von einer rezidivierenden depressiven Störung.

Neben depressiven Episoden können bei einigen Patienten auch manische Episoden auftreten. Diese sind durch sehr gute oder aber gereizte Stimmung und vermehrten Antrieb gekennzeichnet. Sind diese Symptome zwar vorhanden, aber nicht allzu stark ausgeprägt, spricht man von einer sogenannten hypomanischen Phase. Treten neben depressiven Phasen auch manische oder hypomanische Episoden auf, so liegt eine bipolare Störung vor. Sowohl die depressive Episode als auch die rezidivierende depressive Störung und die bipolare Störung gehören zu den affektiven Störungen, also Störungen, die die Stimmung und die Emotionen eines Menschen betreffen.

Obwohl Depressionen häufig sind, werden 90 Prozent der an einer Depression Erkrankten nicht oder nicht ausreichend behandelt. Viele Betroffene erkennen die eigene Depression nicht. Häufig wird sie durch eine körperliche Symptomatik überdeckt, sodass die Patienten beim Arzt ausschließlich ihre körperlichen Beschwerden berichten. Außerdem haben viele Betroffene Angst, sich in psychiatrische Behandlung zu begeben, vor allem weil sie Vorbehalte gegen Psychiater, Psychologen, Psychotherapeuten oder Psychopharmaka haben. Und auch bei geeigneter Medikation werden viele Anwendungsfehler begangen, zum Beispiel eine unzureichende Aufklärung, eine zu niedrige Dosierung oder ein frühzeitiges Absetzen der Medikation.

Wenn eine Depression vorliegt, dann sollte man nicht mehr vom »Winterblues« reden. Allerdings kann ein Winterblues so schlimm werden, dass sich eine depressive Symptomatik ausbildet. Die sprachliche Unterscheidung zwischen

»Winterblues« und »Winterdepression« ist sehr wichtig. Denn wenn eine Erkrankung vorliegt, gibt es für den Betroffenen auch ein Recht und einen Anspruch auf Behandlung.

Auch wenn dieses Buch meines Wissens das erste im deutschen Sprachraum ist, das sich fokussiert mit dem »Winterblues« und der »Winterdepression« beschäftigt, gibt es zum allgemeinen Thema Depression und zur Lichttherapie bereits Ratgeber, die Sie im Literaturteil im Anhang finden können. Auch Internetadressen, über die man sich über Depression informieren kann, und eine kurze Vorstellung der Deutschen Stiftung Depressionshilfe sind dort zu finden.

Unter den Ratgebern möchte ich besonders auf das Buch »Die Seele heilen« hinweisen, das ich vor vier Jahren zusammen mit einer ehemals depressiven Patientin, Frau Dr. Wehner-Zott, geschrieben habe. Dort finden Sie allgemeine Informationen zur Symptomatik der Depression und ihrer Therapie mit Antidepressiva und Psychotherapie, die ich auch in diesem Buch aufgreifen werde, sofern sie für das Verständnis der Winterdepression und ihrer Therapie erforderlich sind.

Besonderheiten der Winterdepression

In der Internationalen Klassifikation der Krankheiten (ICD) wird die Winterdepression unter die »anderen rezidivierenden affektiven Störungen« eingeordnet. Winterdepressionen gehören zu den saisonalen affektiven Störungen (englisch: Seasonal Affective Disorders; SAD). Das heißt, es sind Störungen der Stimmung und des Antriebs, die jahreszeitlich gebunden auftreten.

In den USA gilt für die psychiatrischen Erkrankungen noch ein anderes Klassifikationssystem, das Diagnostische und Statistische Manual für psychische Störungen (DSM). Innerhalb dieses Klassifikationssystems müssen für das Vorhandensein einer Winterdepression die Kriterien für das Vorliegen einer Depression oder einer bipolaren Störung erfüllt sein. Eine Winterdepression stellt hier lediglich eine Spezifizierung einer Krankheitsepisode einer affektiven Störung dar. Um diese Spezifizierung zu rechtfertigen, muss die depressive Episode regelmäßig im Winter auftreten. Im Frühling oder Sommer muss die depressive Episode verschwinden oder in eine manische Phase umschlagen. Diese Abfolge muss innerhalb von zwei Jahren aufgetreten sein. Außerdem müssen bei mehreren depressiven Episoden im Leben eines Patienten die meisten davon zur Winterzeit aufgetreten sein.

Merkmale einer Winterdepression

- Vorliegen einer Depression im Herbst oder Winter
- Verschwinden der Symptome oder Wechsel in eine manische oder hypomanische Phase im Frühjahr oder Sommer
- Vorhandensein dieses Musters über zwei Jahre
- Die Mehrzahl der depressiven Phasen eines Patienten liegt im Winter

Die ersten Anzeichen einer Winterdepression oder des Winterblues beginnen bei einigen Patienten schon im Sommer oder Spätsommer, wenn die Tage wieder kürzer werden. Der Krankheitsverlauf ist schleichend. Die Symptome werden immer schlimmer. Nach dem Stress der Weihnachtsfeiertage, wenn die Tage wieder länger werden, nimmt die Symptomatik bei diesen Betroffenen in der Regel langsam wieder ab, sodass es ihnen im Frühjahr wieder richtig gut geht.

Zusammenfassend kann gesagt werden, dass der Winterblues ein wahrscheinlich evolutionär entwickeltes Verhalten ist, das durch verminderte Aktivität und vermehrten Schlaf eine Anpassung an die knappe Nahrung im Winter darstellt. Im Gegensatz dazu ist die Winterdepression eine psychische Erkrankung, die nicht dem normalen Verhalten entspricht. Sie erfüllt die Kriterien für eine Depression und ist zusätzlich an einen jahreszeitlichen Rhythmus gebunden.

Auch wenn die Winterdepression und der Winterblues voneinander abgegrenzt werden sollten, beobachtet man doch fließende Übergänge. Manche Menschen fühlen sich zwar jeden Winter müde und antriebslos, entwickeln aber ein paar Mal in ihrem Leben auch eine diagnostizierbare Depression im Winter. Hinzu kommt, dass die Kriterien, ab wann man von einer Depression spricht, von Experten nach bestem Wissen und wissenschaftlichen Ergebnissen festgelegt wurden. Aber diese Festlegung ist nicht von Natur aus zwingend. Theoretisch könnte man diese Kriterien auch aufweichen. Wir sagen nur ab einem bestimmten Punkt, dass das Leiden jetzt so groß und das Risiko für körperliche Folgeerkrankungen und einen Suizid so hoch ist, dass man von einer Krankheit sprechen muss und somit eine Behandlung erforderlich ist. Das heißt also, dass wir zwar sehr deutlich zwischen Winterblues und Winterdepression unterscheiden sollten, was die Gefährlichkeit und die Empfehlung zur Inanspruchnahme von Behandlungsmaßnahmen angeht. Es heißt aber auch, dass die Übergänge fließend sind und die beiden Phänomene sich in vielen Punkten ähneln können.

- Bei der Winterdepression handelt es sich um eine krankhafte Extremvariante depressiver Symptomatik, die regelmäßig im Winter auftritt.
- Die Winterdepression ist gut behandelbar.
- Als »Winterblues« werden regelmäßig im Winter auftretende depressive Symptome bezeichnet, die aber zusammengenommen nicht so schwer sind, dass eine Depression diagnostiziert werden kann.

Auch bei den Maßnahmen, die man gegen beide ergreifen kann, muss man teilweise nicht zwischen Winterblues und Winterdepression unterscheiden. Vieles, was man tun kann, ist gegen beides hilfreich. Es gibt allerdings Maßnahmen – wie die Anwendung von Antidepressiva –, die nur dann erfolgen sollten, wenn wirklich eine Depression vorliegt.

Im nächsten Kapitel werde ich Ihnen anhand von Berichten von Betroffenen vorstellen, wie die Symptome einer Winterdepression im alltäglichen Leben aussehen können. Wenn Sie selbst unter einer Winterdepression leiden, werden Sie erkennen, dass Sie mit Ihren Problemen nicht alleine sind.

2. »Man nimmt alle Dinge bedrückt wahr« – Berichte von Betroffenen

Auf der einen, der theoretischen Seite gibt es typische Merkmale von Winterblues und Winterdepression; auf der anderen, der praktischen Seite gibt es die konkret betroffenen Patienten. Diese zeigen zwar häufig die typischen Symptome. Sie können aber aufgrund der Erfahrung und der Lebensgeschichte des Betroffenen unterschiedlich auftreten und ausgestaltet sein. Außerdem spielen im realen Leben viele unterschiedliche Faktoren eine Rolle für das Auftreten von psychischen Erkrankungen. Auch wenn vor allem das ab Juli abnehmende Licht ausschlaggebend für eine Herbst- oder Winterdepression ist, so lassen sich oft noch andere Belastungsfaktoren herausfinden, die zu einer echten Erkrankung führen können. An dieser Stelle möchte ich drei betroffene Frauen zu Wort kommen lassen, die regelmäßig im Herbst oder Winter psychische Probleme hatten und denen ich sehr dankbar für ihre Beiträge in diesem Buch bin.

Maria

»Ich bin als ältestes von fünf Geschwistern geboren. Mein Vater war Kraftfahrer und meine Mutter Hausfrau. Nach einer Ausbildung zur Zahnarzthelferin habe ich meinen Mann geheiratet, zwei Jahre später kam unser erster Sohn zur Welt und ich habe aufgehört zu arbeiten, da mein Mann einen Bauernhof hatte und ich auf diesem Hof mitgearbeitet habe.

Ein Jahr später wurde unser zweiter Sohn geboren und wieder vier Jahre später kam unser ältester Sohn bei einem Verkehrsunfall ums Leben. Danach bekamen wir noch zwei Töchter; eine davon ist behindert. Ab dem Zeitpunkt, zu dem sich die Behinderung herausstellte, gab es in meinem Leben außer Arbeit und Therapien nicht mehr viel. Als unsere kranke Tochter – was mir nicht leicht fiel – ins Internat ging, habe ich wieder begonnen zu arbeiten. Dies gestaltete sich schwierig, da ich nur einen Aushilfsjob als Zahnarzthelferin bekam.

Später habe ich eine halbe Stelle als Hauswirtschafterin in dem Behindertenheim, wo meine Tochter wohnt, angenommen. Das ging anfangs ganz gut. Ich musste täglich höchstens zwanzig Essen zubereiten. Es wurden aber immer mehr – bis zu einhundertfünfzig Essen täglich. Ich habe es irgendwie bis vorletztes Jahr im September geschafft. Seit dieser Zeit bin ich so krank, dass ich mittlerweile einen Rentenantrag gestellt habe.

Seit fünfzehn Jahren beginnen meine Beschwerden im Spätsommer und Herbst. Angefangen hat es in einem September. Eine Neurologin verschrieb mir damals ein Medikament, das ich zunächst nahm, als es mir aber besser ging, wieder abgesetzt habe. Meine Beschwerden waren damals schlimm, aber ich habe sie wegen der vielen Arbeit einfach zu verdrängen versucht. Ich habe meinen Job weiter gemacht, obwohl ich keine Lust hatte. Es gab Stress mit der Chefin, von der ich mich ungerecht behandelt fühlte.

Die Kartoffelernte war für mich wie ein riesiger Berg, obwohl wir Hilfe hatten. Meine Geschwister halfen mit ihren Kindern und ich erinnere mich noch genau, dass ich zu meiner Schwägerin gesagt habe: ›Wenn ich doch auch noch einmal so lachen und Spaß haben könnte wie du hier auf dem Kartoffelfeld!‹ Alle hatten Freude auf dem Feld und haben Blödsinn gemacht, und ich habe fast nichts geredet. Das war mir sehr peinlich. Eigentlich hätte ich wegen der großen Hilfe meiner Familie gegenüber Freude zeigen müssen.

Die Probleme fingen jedes Jahr etwa im Juli an und wurden zum Herbst und Winter hin immer schlimmer. Schon im August, wenn mein Sohn Geburtstag hatte, war es für mich furchtbar. Die Arbeit, die ich im Frühjahr, wenn es mir gut ging, mit links schaffte und die mir dann auch Spaß machte, war eine einzige Quälerei geworden. Und dann hatte ich wieder ein schlechtes Gewissen.

Weil es mir im Herbst regelmäßig sehr schlecht ging, habe ich mir oft im Herbst Urlaub genommen, einmal sogar vier Wochen. Ich bin mit meiner Tochter nach Mallorca geflogen. Das war ein großer Wunsch von mir. Es war furchtbar, und ich wäre am liebsten wieder nach Hause geflogen. Ich konnte mich einfach an nichts erfreuen. Ich hatte ein total schlechtes Gewissen, weil ich der Meinung war, ich würde meiner Tochter den Urlaub vermiesen. Heute denke ich aber gerne an den Urlaub zurück, an das tolle Meer und die Zeit mit meiner Tochter. Meine Psychotherapeutin war der Meinung, es hätte geholfen, nur nicht sofort.

In einem Buch notiere ich seit zehn Jahren, wie es mir geht und was ich mit meiner Psychotherapeutin besprechen will. Wenn ich in meinen Notizen nachlese, steht jedes Jahr dasselbe dort.

Ich esse gerne, aber zum Herbst hin fing es jedes Jahr an, dass ich keinen Appetit mehr hatte. Morgens kann ich in diesen Phasen gar nichts mehr essen, abends geht es etwas besser. Eigentlich fällt es mir schwer abzunehmen, aber im Herbst habe ich regelmäßig ohne Probleme abgenommen. Ich sehe dann auch schlecht aus. Meine Freunde und meine

Mama wissen direkt Bescheid: Es geht wieder los. Das Kochen fällt mir sehr schwer, ich habe keine Ideen und frage mich jeden Tag: ›Was kochst du morgen?‹ Im Job sollte ich mir einmal ein tolles Büfett überlegen. Das war die reinste Schwerstarbeit.

Wenn die Zeit um Halloween begann, wurde mir richtig übel. Eigentlich dekoriere ich meine Wohnung gerne, aber in dieser Situation denke ich nur: ›Wäre doch Weihnachten schon vorbei, wie willst du das bloß schaffen, die Geschenke, die Krippe und das Essen? Du möchtest doch alle zufriedenstellen.‹

Ich wäre am liebsten morgens im Bett geblieben, aber ich musste ja zur Arbeit. Also bin ich aufgestanden. Meistens war mir morgens übel. Auf der Arbeit musste ich mich zusammennehmen; es musste ja bis mittags gekocht sein, und keiner verstand meine Beschwerden. Zu Hause musste ich mich zu allem zwingen, ob zum Putzen oder Kochen. Ich hatte einfach keine Lust und keinen Antrieb. Wenn meine Mutter kam, haben wir zusammen geputzt, dann ging es ein bisschen besser.

Schlafen konnte ich in diesen Zeiten auch sehr schlecht. Ich wurde immer wieder wach, hatte Hitzewallungen und grübelte: »Hoffentlich schaffst du morgen die Arbeit.« Ich habe hundertmal überlegt, wie ich es mache, damit ich nichts vergesse und alles richtig wird. Ich wollte trotz meiner Probleme immer perfekt sein. Schließlich verschrieb mein Hausarzt mir Mirtazapin. In der Folge wurde es mit dem Schlafen sofort besser.

Die Gespräche bei meiner Psychotherapeutin waren sehr hilfreich. Danach war ich regelmäßig erleichtert. Ich durfte anrufen, wenn es besonders schlimm war. Sie verglich meine Depression mit einer ›Dame in Schwarz‹, die ich ›zum Tee einladen‹ sollte. Das gelingt mir aber bis heute nicht. Das

Annehmen der Depression fällt mir sehr schwer, und ich weiß nicht, ob ich es im nächsten Herbst, wenn sie wieder kommen sollte, schaffe.«

In diesem eindrücklichen Bericht sind viele für die Herbst- und Winterdepression wichtige Punkte angesprochen. Die Beschwerden treten regelmäßig auf, wenn die Tage kürzer werden, und sind im Herbst und Winter am schlimmsten. Maria kann konkrete stressreiche Ereignisse wie die Kartoffelernte und die Weihnachtsfeiertage benennen. Im Rahmen einer Psychotherapie könnte man beispielsweise überlegen, wie man mit diesem Stress umgehen kann. Tipps zum Umgang mit dem Weihnachtsfest finden Sie in Kapitel 8.

Ein weiterer wichtiger Punkt ist die Rolle der Angehörigen. Die Patientin beschreibt, dass sie ein schlechtes Gewissen ihrer Tochter gegenüber hatte und dass es ihr geholfen hat, wenn ihre Mutter mit ihr zusammen putzte. Sowohl für die Betroffenen als auch für die Angehörigen sind Winterblues und Winterdepression eine Herausforderung. (Dazu mehr in Kapitel 9 »Ratschläge für Freunde und Angehörige«.)

Ines

»Während des Sommerurlaubes im August fühle ich mich richtig wohl. Ich genieße die Sonne, den Sand und das Meer. Es ist ein wunderschönes Gefühl, die angenehm warme Luft zu atmen und lockere, leichte Kleidung zu tragen. Man fühlt sich so frei und lebendig, voller Optimismus. Auch Sorgen und Probleme lösen sich scheinbar in nichts auf.

Zum Ende des Augusts entsteht aber zunächst unmerklich

ein Abschiedsgefühl, ein Gefühl der Melancholie. Die Ernte auf den Feldern und das gelbe, warme, herbstliche Licht machen mich wehmütig. Ein wesentlicher Faktor für meine Gemütslage ist der Sonnenstand. Am Mittag empfinde ich im Herbst noch keinen Unterschied, da die Sonne dann ihre maximale Kraft hat. In der Früh und am Nachmittag werden die Vorboten des Herbstes aber eindeutig:

Die Schatten werden länger. Tau bildet sich morgens auf den Wiesen. Es wird kühler und die Tage werden kürzer. Da diese Veränderungen von Tag zu Tag stetig zunehmen, steigen bei mir auch der Druck und die innere Unruhe. Es steigert sich die Melancholie, der man immer schwerer entkommt. Noch habe ich etwas entgegenzusetzen, aber ich empfinde in den letzten sommerlichen und schönen Tagen eine starke Abschiedsstimmung. Die Freude am Leben muss ich mir gezielt suchen. Besonders schwierig wird es für mich, wenn ich sehnsüchtig in die Sonne blicke und mir all die Veränderungen des Winters vorstelle: kahle Bäume, Kälte, warme Sachen, Regen oder Schnee. Genau darin liegt mein Problem. Ich kann die negativen Gedanken schwer ausschalten und es fällt mir schwer, die Energie zum Kampf gegen diese Gedanken aufzubringen und die Sorgen zu kaschieren und geheim zu halten.

Beginnt der Herbst, bemerke ich ein Herzklopfen und Unruhe beim Erwachen am Morgen. Das vermittelt mir im Unterbewusstsein immer ein Gefühl von Angst. Ich verliere die Gelassenheit und Souveränität, mit Problemen umzugehen. Oft funktioniere ich nur, wenn ich angenehme Dinge ohne Druck mache. Arbeiten ist je nach Symptomstärke oft nicht möglich. Aber manchmal hilft die Arbeit auch, den Tag zu strukturieren. Ein positives Umfeld ist sehr wichtig, sonst entstehen bei mir starke Unruhe und Angst. Keinesfalls sollte man die Stimmungsschwankungen aber verdrängen oder abtun. Die negativen Gefühle bahnen sich unter dem Druck, funktionieren und durchhalten zu müssen, umso stärker den Weg. Es ist wie ein Automatismus, dem man scheinbar nichts entgegensetzen kann.

Dieser Herbst. Man nimmt alle Dinge bedrückt wahr. Oft bereitet mir schon die reine Vorahnung Sorge. Man hat Erwartungsängste, diese Angst vor der Angst, die Angst, dass etwas mit einem selbst nicht stimmt und es den anderen besser geht. Es ist ein Kreislauf aus negativen Erinnerungen, ständigen Grübeleien und körperlichen Beschwerden. Körperliche Symptome sind bei mir ein plötzliches Kloßgefühl im Hals und eine gedrückte Stimme, Übelkeit und Appetitlosigkeit, aber auch Abgeschlagenheit, Müdigkeit, Niedergeschlagenheit und erhöhte Reizbarkeit. Oftmals treten alle diese Symptome zusammen auf. Es ist ein Auf und Ab für den Körper. Der Tiefpunkt ist meist im fortgeschrittenen Herbst. Ich stelle mir dann die Frage, wie ich es überhaupt schaffen soll. Meist dauert das Gefühl ein paar Tage. Solange die Blätter fallen, hält der Zustand an.

In dieser Phase hilft nur, zu erkennen und zu lernen, was abläuft. Es ist ein wiederkehrendes Muster und ein erlernter Prozess an negativen Gedanken und Gefühlen, die automatisch ablaufen. Man hat gar nicht erst die Chance, etwas positiv zu sehen, denn bald ist wieder November. Und er kommt bestimmt. Diese Gefühle machen mich unruhig und ängstlich. Das ist auch der Unterschied zu anderen Sorgen, die nicht regelmäßig wiederkehren: Ihretwegen ist man nicht so in Erwartungshaltung, als ob man immer einen kleinen Kampf gegen sich und seine Gedanken führt. Da man das Geschehen zwangsläufig erwartet, hat man kaum die Möglichkeit, nicht daran erinnert zu werden oder sich durch Ablenkung zu entziehen. Mit der Zeitumstellung und den dunklen

Nachmittagen werden die negativen Gefühle noch einmal verstärkt.

Im Dezember merke ich meist, dass es wieder aufwärts geht. Dann habe ich mich an die kurzen Tage gewöhnt und genieße die Gemütlichkeit zu Hause.«

Eine Winterdepression ergreift den ganzen Menschen, sowohl körperlich als auch geistig. Die Stimmung ist schlecht, die Wachheitsregulation und die Steuerung der Gedanken funktionieren nicht mehr, Reizbarkeit, Angst, Antriebslosigkeit und körperliche Symptome quälen Ines. Hinzu kommt, dass diese belastenden Empfindungen jährlich wiederkehren. Jeden Herbst passiert das Gleiche.

Ines' Maßnahmen gegen die Winterdepression können Sie im fünften Kapitel nachlesen. Für eine erfolgreiche Therapie ist es wichtig, die eigene Problematik anzunehmen. Es hilft nicht, die Gedanken, Gefühle und Verhaltensweisen einfach zu verdrängen. Das hat Ines sehr gut beschrieben: »Die negativen Gefühle bahnen sich unter dem Druck, funktionieren und durchhalten zu müssen, umso stärker den Weg.«

Kerstin

Im dritten Betroffenenbericht geht es um eine besondere Form der saisonalen affektiven Störung, bei der sowohl depressive Phasen im Winter als auch Hochphasen im Sommer auftreten.

»Der Sommer 2007 verlief großartig. Im Frühjahr hatte ich mich verliebt, viele Ideen gesammelt, Bilder gemalt und Gedichte geschrieben. Da meine Konzentration sehr gut war, fiel es mir leicht, mich auf die Magister-Abschlussprüfung vorzubereiten. Obwohl ich für meine Verhältnisse wenig schlief, konnte ich viel lernen. Im Juni 2007 schaffte ich es, die Prüfung gut zu bestehen und ich freute mich, endlich fertig zu sein und mich ins Arbeitsleben stürzen zu können.

Ich hatte viele soziale Kontakte und schrieb eine Reihe von Bewerbungen. Außerdem hatte ich die Idee, Schriftstellerin zu werden. Ich beschäftigte mich viel mit Musik und Malerei, sammelte Ideen für Romane und war teilweise nächtelang unterwegs. Diese gute Zeit hielt auch noch im August und September an. Im Herbst wurde mir allerdings klar, dass meine Liebe nicht erwidert wurde. Auch meine vielfältigen Bewerbungen blieben erfolglos. Trotz meiner Ideenflut für einen Roman vermochte ich es nicht, meine Kraft für ein Thema zu bündeln und mich auf ein Projekt zu konzentrieren. Ich schaffte es lediglich, Gedichte, Kurzgeschichten und Briefe zu schreiben, deren Inhalt immer trauriger wurde. Meine sozialen Kontakte nahmen ab und ich verbrachte die Abende zunehmend alleine bei Tränen, Kerzenlicht und trauriger Musik.

Im Winter beschlich mich das Gefühl, verflucht zu sein und kein Glück mehr zu finden. Nächtelang weinte ich bei Whisky und Kerzenlicht. An guten Tagen schrieb ich traurige Gedichte und fiktive Briefe. An schlechten Tagen weinte ich nur und trank. Ich wurde immer träger, aß tagsüber kaum noch, sondern grübelte viel oder schlief, bis mich eine totale Kraftlosigkeit überkam. Kontakte unterhielt ich nur noch über ein Fan-Forum im Internet, über das sich immerhin langsam Freundschaften zu entwickeln begannen.

Im Frühjahr 2008 besuchte mich eine Frau aus dem Forum. Zu dieser Zeit begann ich wieder Pläne für den Sommer zu schmieden. Ich wollte ein Konzert in Hamburg besuchen und nach Schottland reisen. Nach und nach konnte ich Vorfreude empfinden. Ich war wieder in der Lage, Spaziergänge zu unternehmen und Erzählungen zu schreiben.

Im Mai und Juni konnte ich meine Pläne in die Tat umsetzen, reiste zu einem Konzert nach Hamburg und eine Woche später nach Schottland, ein Land, das mich tief beeindruckt hat und aus dem ich tolle Eindrücke mit nach Hause nehmen konnte. Da klar wurde, dass ich in Deutschland keine Arbeit finden würde, fasste ich den Entschluss, nach Schottland auszuwandern. Ich besuchte Seminare zur ›Arbeit im Ausland‹ und begab mich im Internet auf Wohnungs- und Jobsuche in Schottland. Es war ein großartiges Gefühl, ein neues Leben beginnen zu können. Ich steigerte mich richtig in diesen Plan hinein und hatte auch sonst viele Ideen, führte lange Gespräche mit Freunden, mit der Familie und mit Bekannten und war umtriebig bis in die Nacht hinein. Ich konnte immer weniger schlafen und war permanent aktiv. Dabei beschäftigte ich mich mit Musik und Malerei, schrieb lange E-Mails und fühlte mich schließlich von meinen eigenen Ideen verfolgt und gehetzt.

Im Herbst 2008 brach wieder alles zusammen. Von einem Tag auf den anderen hatte ich keine Kraft mehr. Die manische Phase hatte meinen Körper geschafft. Ich hatte zwar noch Ideen, konnte ihre Umsetzung aber nicht mehr in Angriff nehmen. Ich hatte das Gefühl, nichts mehr zu können, nichts richtig zu machen und nichts zu taugen. Ich saß nur noch herum und alles war mir zu viel. Wenn ich etwas unternahm, fühlte ich mich sofort überreizt. Außerhalb meiner Wohnung empfand ich das Licht als zu hell, es war zu laut, es waren zu viele Menschen da, sodass mir das Rausgehen fast unmöglich wurde. Ich brach alle Kontakte ab. Wenn ich wach war, fing ich an zu grübeln. Dann weinte ich, um anschließend wieder zu grübeln und so weiter. Dieser Kreislauf wurde nur dann unterbrochen, wenn ich vor Erschöpfung einschlief. Am Ende konnte ich noch nicht einmal mehr weinen. Ich starrte nur noch Wand oder Fenster an. Wenn die Sonne in mein Zimmer schien, drehte ich mich weg und dachte mir, sie scheint nicht für mich. Das Wissen, dass meine Schottlandpläne warten mussten, rief furchtbare Gedanken hervor: Ich sei verflucht und dürfe einfach nicht glücklich sein. Ich fühlte mich körperlich so schwach, dass ich einen Arzt aufsuchte, der die Diagnose einer bipolaren Störung stellte und mir ein Antidepressivum verschrieb.

Gegen Ende des Winters begann das Antidepressivum zu wirken und ich suchte mir einen Psychotherapieplatz. Ich wollte an meiner Gesundheit arbeiten. Außerdem fasste ich wieder Mut, mich um eine Arbeit zu kümmern und begann, um eine Umschulung zu kämpfen.«

Kerstins Bericht vom Sommer 2007 bis zum Frühling 2009 zeigt, dass nach der Winterdepression im Frühling und Sommer eine Hochphase auftreten kann, die Krankheitswert hat. Wir sprechen in der Medizin von einer manischen Phase. Bei einer solchen Konstellation einer Depression im Winter und einer Manie im Sommer ist medikamentöse Behandlung meist unerlässlich. Darüber hinaus gibt es aber auch noch andere Maßnahmen, die man selbst ergreifen kann. Für die Betroffenen ist der Wechsel von Depression und Manie äußerst belastend. Auch Freunde und Angehörige kommen mit diesen starken Unterschieden häufig schlecht zurecht.

Maßnahmen gegen diese besondere Ausprägung der Winterdepression finden Sie in den Kapiteln 7 (»Der Einfluss der Jahreszeiten auf die Psyche«) und 9 (»Ratschläge für Freunde und Angehörige«).

3. Wie entstehen Winterblues und Winterdepression?

Das Licht hat für unser Leben wichtige Funktionen. Wir brauchen es zum Sehen, um uns auf den 24-Stunden-Rhythmus der Natur einzustellen und um über die Haut Vitamin D zu bilden.

Im Winter ist die Intensität der Sonnenstrahlen jedoch geringer und die Zeit, in der uns die Sonne bestrahlt, kürzer. Daher funktionieren einige lichtbedingte Abläufe in unserem Körper nur eingeschränkt. Die Folge ist der Winterblues.

Damit wir sehen können, fällt das Licht ins Auge. Im Auge durchdringt es zunächst die Hornhaut, dann die Linse und den Glaskörper des Auges, bis es auf die Netzhaut trifft. In der Netzhaut wird das Licht in Nervenzellsignale umgewandelt. Dafür gibt es drei verschiedene Arten von lichtempfindlichen Zellen: die Stäbchen, die Zapfen und die sogenannten fotosensitiven Ganglienzellen. Die Stäbchen sind auf das Sehen bei schwacher Beleuchtung spezialisiert. Sie kommen beim Sehen in der Nacht zum Einsatz. Mit den Stäbchen können wir allerdings keine Farben erkennen – daher das Sprichwort »Nachts sind alle Katzen grau«.

Für die Farberkennung sind die Zapfen verantwortlich. Um jedoch mit den Zapfen sehen zu können, muss das Licht eine bestimmte Stärke haben. Wir Menschen besitzen drei Zapfenarten, nämlich rotempfindliche, grünempfindliche und blauempfindliche Zapfen. Das Nervensystem kombiniert die Signale der drei Zapfenarten, um die Farbe eines gesehenen Gegenstandes zu berechnen. Damit die Zapfen Licht in Nervenimpulse umwandeln können, brauchen sie das Sehpigment, das Rhodopsin. Für dessen Bildung wiederum wird Vitamin A benötigt.

Die fotosensitiven Ganglienzellen arbeiten mit einem Farbstoff, der Melanopsin heißt. Sie senden ihre Signale an den Hypothalamus. Der Hypothalamus ist ein wichtiges Steuerzentrum für das vegetative Nervensystem. Er steuert die Körpertemperatur, das Herz-Kreislauf-System, die Regulation der Nahrungs- und Wasseraufnahme und das Sexual- und Fortpflanzungsverhalten. Um diesen vielfältigen Aufgaben nachzukommen, hat der Hypothalamus zahlreiche Nervenverbindungen zu anderen Teilen des Gehirns.

Der zirkadiane Rhythmus

Unter dem zirkadianen Rhythmus versteht man einen Rhythmus von etwa einem Tag. Dieser Rhythmus ist bereits in uns Menschen angelegt; deswegen sprechen wir auch von der »inneren Uhr« des Menschen. Wir synchronisieren diese innere Uhr mit dem Tag-Nacht-Rhythmus der uns umgebenden Natur. Bei uns Menschen und bei vielen Tierarten kann man zirkadiane Rhythmen in täglichen Funktionen beobachten, wie beispielsweise dem Schlaf-Wach-Verhalten, hormonellen Schwankungen und Veränderungen im produzierten Urinvolumen. Manch einer käme gar nicht mehr zum Schlafen, wenn er nachts so häufig auf die Toilette ginge wie tagsüber.

Bei Säugetieren ist der Zeitgeber für die zirkadianen Funktionen im sogenannten *Nucleus suprachiasmaticus* lokalisiert. Das ist ein Kern aus Nervenzellen im Hypothalamus.

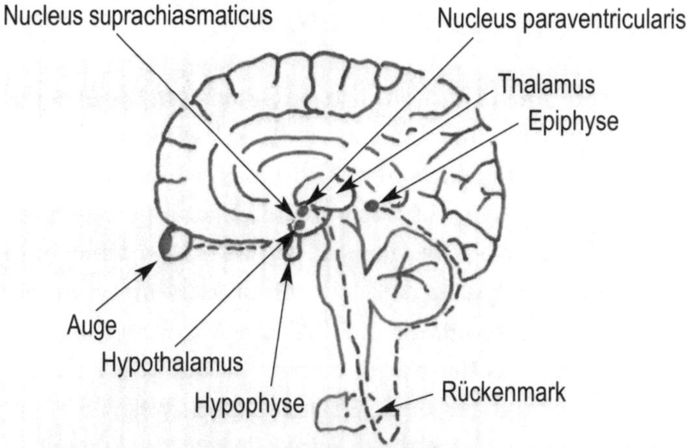

Abbildung 3: Wichtige Strukturen für die Steuerung der zirkadianen Rhythmik im Gehirn. Fotosensible Ganglienzellen in der Netzhaut des Auges vermitteln Informationen bezüglich der Helligkeit an den *Nucleus suprachiasmaticus* im Hypothalamus, der die Zentrale für die Steuerung der zirkadianen Rhythmik darstellt. Von dort werden Impulse über den *Nucleus paraventricularis* und das Rückenmark zur Epiphyse vermittelt, die das für den Schlaf wichtige Hormon Melatonin produziert.

Körperkerntemperatur, Blutdruck, Hormonsekretion, Immunreaktion, motorische Aktivität, geistige Leistungsfähigkeit und der Schlaf-Wach-Rhythmus werden vom *Nucleus suprachiasmaticus* beeinflusst und unterliegen einem zirkadianen Rhythmus. Der *Nucleus suprachiasmaticus* erhält direkte Informationen über die Helligkeit der Umwelt aus der Netzhaut von den fotosensitiven Ganglienzellen.

Das Schlafhormon Melatonin

Melatonin ist ein Hormon, also ein Botenstoff, der über das Blut wirkt. Am Abend, wenn es dunkel wird, steigt seine Freisetzung stark an, was dazu führt, dass wir müde werden und schlafen gehen. Licht hemmt die Melatoninproduktion. In der Nacht erfolgt bei jungen, gesunden Menschen etwa ein zehnfacher Anstieg der Melatoninproduktion gegenüber der Melatoninproduktion am Tag. Das Maximum liegt bei etwa drei Uhr in der Nacht. Melatonin ist wichtig für das Einschlafen und für die Tiefschlafphasen, weshalb es als »Schlafhormon« bezeichnet wird. Durch das Tageslicht wird seine Freisetzung am Morgen wieder gebremst.

Ein zu niedriger Melatoninspiegel in der Nacht kann mit Schlafstörungen einhergehen. Mit zunehmendem Alter produziert der Körper weniger Melatonin. Möglicherweise nimmt deshalb die durchschnittliche Schlafdauer bei älteren Menschen ab und es treten gehäuft Schlafprobleme auf. Dazu gehören Einschlafprobleme, Durchschlafprobleme und zu frühes Erwachen. Auch bei Schichtarbeit und bei Fernreisen können der Melatoninhaushalt und in der Folge der Schlaf-Wach-Rhythmus gestört sein.

Da es im Winter tagsüber dunkler ist und die Nächte im Winter länger sind als im Sommer, dachte man zunächst, dass im Winter möglicherweise bei Menschen mit Winterblues oder Winterdepression die Melatoninausschüttung verändert ist. Nicht alle Studien konnten jedoch diese Hypothese bestätigen.

Einige Studien fanden aber Unterschiede zwischen betroffenen und gesunden Personen. Es zeigte sich, dass in einer Untersuchung die Patienten tagsüber höhere Melatoninspiegel hatten als die Probanden einer gesunden Kontrollgruppe. In einer anderen Untersuchung wurde gezeigt, dass die Phase der vermehrten Melatoninproduktion in der Nacht bei Menschen, die unter Winterblues litten, länger war als bei gesunden Menschen. Wir können also annehmen, dass aufgrund der Dunkelheit und der längeren Nächte im Winter Patienten mit Winterdepression eine tagsüber erhöhte und eine längere nächtliche Melatoninproduktion aufweisen. Man könnte sich das so erklären, dass die kurzen, hellen Tagphasen im Winter bei diesen Menschen nicht ausreichen, um die nächtliche Melatoninproduktion am Tag wieder auf den normalen niedrigen Wert herunterzufahren. Wahrscheinlich macht die übermäßige Melatoninproduktion für den Winterblues oder die Winterdepression anfällige Menschen im Winter antriebslos und müde.

- Da im Winter während des Tages weniger Licht auf die Netzhaut trifft, wird die Produktion des Schlafhormons Melatonin tagsüber bei einigen Menschen nicht ausreichend unterdrückt.
- Der daraus resultierende hohe Melatoninspiegel im Winter kann tagsüber zu Müdigkeit, Energielosigkeit und anderen Symptomen der Winterdepression führen.

Der Glücksbotenstoff Serotonin

Menschen mit Winterblues oder Winterdepression fühlen sich in der Regel im Winter trauriger als Personen, denen der Winter nichts ausmacht. Wenn die Stimmung betroffen ist, ist oft auch der sogenannte »Glücksbotenstoff« Serotonin im Spiel. Im Gehirn werden die Sinneseindrücke verarbeitet und bewertet. Dazu stehen dem Gehirn etwa 100 Milliarden Nervenzellen zur Verfügung. Die Nervenzellen verständigen sich untereinander über sogenannte Synapsen. Das sind Nervenkontaktstellen, an denen sich die Nervenfortsätze unterschiedlicher Nervenzellen verbinden. Die beiden Nervenzellen einer Synapse berühren sich jedoch an solchen Kontaktstellen nicht vollständig, sodass zwischen beiden ein ganz kleiner Zwischenraum vorhanden ist, der sogenannte »synaptische Spalt«.

Damit eine Nervenzelle ihre Informationen an die nächste Nervenzelle weitergeben kann, schüttet sie an einer Synapse Botenstoffe aus, die Neurotransmitter.

Bei depressiven Patienten wird davon ausgegangen, dass sie zu wenig an bestimmten Botenstoffen, nämlich an Serotonin, Noradrenalin und Dopamin in den synaptischen Spalt ausschütten, sodass dort eine zu geringe Konzentration an Botenstoffen vorliegt. Es besteht also ein biochemisches Stoffwechseldefizit. Dieses Defizit kann durch Antidepressiva, durch Psychotherapie und andere Behandlungsmethoden behoben werden. Die meisten Antidepressiva wirken auf den Stoffwechsel des Botenstoffs Serotonin. Ein Mangel an Serotonin scheint daher eine besonders wichtige Rolle für die Entstehung depressiver Symptome zu spielen. Da ein ausreichendes Vorkommen von Serotonin uns vor einer Depression bewahrt, wird Serotonin auch als »Glücksbotenstoff« bezeichnet. Die Serotoninproduktion erfolgt vor allem tagsüber und wird entscheidend durch die zirkadiane, also die Tag-Nacht-Rhythmik gesteuert. Wenn diese gestört ist, hat dies Auswirkungen auf die Ausschüttung von Serotonin.

- Depressiven Erkrankungen liegt möglicherweise ein Serotoninmangel im Gehirn zugrunde.

Es gibt einen direkten Zusammenhang zwischen der übermäßigen Produktion des Schlafhormons Melatonin im Winter und einem Mangel an Serotonin. Melatonin wird nämlich aus Serotonin gebildet. Serotonin wiederum wird aus der Aminosäure Tryptophan hergestellt, die wir mit der Nahrung aufnehmen. Daher wird angenommen, dass bei übermäßiger Melatoninproduktion Serotonin und Tryptophan verbraucht werden, sodass es zu einem Abfall der Serotoninkonzentration im Gehirn kommt.

- Bei der Winterdepression wird vermehrt Serotonin verbraucht, um Melatonin zu bilden.

Durch den Mangel an Serotonin, der aus der Überproduktion von Melatonin entsteht, kann man sich auch die gedrückte Stimmung von Menschen erklären, die am Winterblues oder an einer Winterdepression leiden.

Dass ein Serotonin-, Noradrenalin- oder Dopaminmangel die neurobiologische Grundlage einer Depression ist, ist zwar eine aktuelle wissenschaftliche Vorstellung. Es gibt jedoch auch viele kritische Wissenschaftler, die dieser Hypothese nicht folgen. Tatsächlich ist eine Depression ein viel zu komplexes Geschehen, als dass man sagen könnte, dass ein Mangel eines bestimmten Botenstoffes an einer Synapse dafür verantwortlich sei. Was einer Depression wirklich biologisch zugrunde liegt, das wissen wir Ärzte und Wissenschaftler noch nicht.

Erkältungskrankheiten und das Immunsystem

Wenn man eine Erkältung bekommt, fühlt man sich häufig schon ein paar Tage zuvor müde, antriebslos und traurig. Das sind Symptome, wie sie auch bei der Depression oder beim Winterblues vorkommen können.

Meistens dauert es einige Tage von der Infektion bis zum Ausbruch einer Erkrankung. Diese Zeit nennt man »Inkubationszeit« – von dem lateinischen Wort »incubare«, das auf Deutsch »ausbrüten« bedeutet. Bereits in dieser Zeit wird die körpereigene Immunabwehr aktiv und schüttet Botenstoffe des Immunsystems aus, sogenannte Zytokine, die dafür verantwortlich sind, dass man sich schon schlecht fühlt, obwohl die Krankheit noch gar nicht ausgebrochen ist. Zytokine kann man auch therapeutisch einsetzen. Ein bestimmtes Zytokin, das Interferon, wird beispielsweise bei der Hepatits C oder bei Tumorerkrankungen eingesetzt. Die häufigsten Nebenwirkungen des Interferons sind Müdigkeit und andere depressive Symptome. Daraus schlossen Wissenschaftler, dass die Depression möglicherweise durch eine übermäßige Produktion von Zytokinen bedingt ist.

Tatsächlich gibt es starke Hinweise darauf, dass eine Aktivierung des Immunsystems zur Depression führen kann. Gerade im Winter gibt es meist viele Gründe für eine solche

Aktivierung, denn in dieser kalten Jahreszeit sind Infektionserkrankungen mit Erkältungserregern häufig.

Zytokine können Botenstoffe des Gehirns verändern. Beispielsweise verändern sie den Stoffwechsel der Aminosäure Tryptophan, die damit nicht mehr für die Synthese des »Glücksbotenstoffes« Serotonin zur Verfügung steht. Außerdem können sie die Ausschüttung von bestimmten Stresshormonen wie Cortisol begünstigen, die den Schlaf verschlechtern und zu depressiven Symptomen führen können.

Zusammengefasst kann gesagt werden, dass im Winter häufiger depressive Symptome auftreten können, weil das nasskalte Klima zu Erkältungskrankheiten führt und es dadurch zu einer Aktivierung des Immunsystems kommt. Die vermehrt produzierten Botenstoffe des Immunsystems führen ihrerseits dazu, dass der Stoffwechsel der Botenstoffe des Gehirns ungünstig beeinflusst wird und depressive Symptome auftreten.

- Auch Erkältungen und Entzündungen führen zu depressiven Symptomen.

Vitamin D

Das Vitamin D ist eigentlich kein Vitamin, da der Körper es selbst mithilfe von über die Haut aufgenommenem ultraviolettem Licht (UV-B) bildet. Allerdings können wir es auch über die Nahrung zuführen. Es ist vor allem in Fettfischen wie Hering, Lachs, Makrele, Sardelle und Thunfisch sowie in Aal vorhanden.

Vitamin D beeinflusst den Stoffwechsel verschiedener Botenstoffe wie Serotonin. Vor allem bei Patienten mit Winterdepression, die auch einen niedrigen Vitamin-D-Spiegel hatten, konnte das Vitamin die depressive Symptomatik verbessern. Außerdem scheint Vitamin D auch bei depressiven Störungen zu wirken, die nicht von der Jahreszeit abhängig sind.

Vitamin D, das im Winter durch die mangelnde Sonneneinstrahlung weniger als im Sommer gebildet wird, kann also auch ein wichtiger Faktor bei der Entstehung des Winterblues oder einer Winterdepression sein.

Soziale Faktoren im Winter

Das gesellschaftliche Leben ist im Sommer anders als im Winter. Auch wenn in unserer heutigen Zeit viele Vereine und Arbeitsstellen Weihnachtsfeiern abhalten, so leben die Menschen im Winter doch eher zurückgezogen. Open-Air-Konzerte und Kinoveranstaltungen, Strandfeste, Kirchweihfeste, Brunnenfeste und Sommerfeste finden nur in der Zeit von Frühling bis Herbst statt. Auch eine Reihe von Freizeitgruppen sind ausschließlich im Sommer aktiv, man denke nur an die vielen Freizeitkicker, die sich über den

Sommer in Parks zum entspannenden Fußballspielen treffen. Viele Menschen fahren im Sommer in den Urlaub und genießen die Abende im Kreis der Familie oder bei der Animation in einem Urlaubshotel mit anderen Hotelgästen.

Der Mensch ist ein soziales Wesen, das Gesellschaft genießt und braucht. Diese kommt in den Wintermonaten oft zu kurz. So wird im Winter viel mehr ferngesehen als im Sommer. Deswegen laufen im Fernsehen in den Sommermonaten abends häufig Wiederholungen von Filmen, die im Winter schon einmal gesendet wurden. Fernsehen hat in unserer Gesellschaft eine wichtige journalistische Bedeutung und Unterhaltungsfunktion. Aber Fernsehen schafft keine sozialen Kontakte, ersetzt nicht die für uns notwendige menschliche Nähe, hält davon ab, Sport zu treiben und kann zu Schlafstörungen führen.

- Die Abnahme der Sozialkontakte und der gemeinsamen sportlichen Aktivitäten im Winter kann mit zum Unbehagen in der dunklen Jahreszeit beitragen.

Es gibt also eine Reihe unterschiedlicher Faktoren im Winter, die zum Winterblues oder gar zu einer Winterdepression beitragen können. Diese hängen teilweise untereinander zusammen. Sie als Leser können nun überlegen, wo bei Ihnen ein Grund für die Winterdepression oder den Winterblues liegen könnte. Gehen Sie im Winter selten aus dem Haus und bekommen deswegen wenig Licht ab, haben Sie oft Erkältungskrankheiten, nehmen Sie zu wenig Vitamin D auf oder ziehen Sie sich sozial zurück? Oder ist es die natürlicherweise reduzierte Menge an Licht, die Ihnen zu schaffen macht? Diese Überlegungen könnten eine Konsequenz für die Frage haben, was Sie gegen die Winterdepression unternehmen möchten. Die verschiedenen Möglichkeiten stelle ich Ihnen in den nächsten Kapiteln vor.

4. Winterblues – wie Sie sich selbst helfen können

Lichttherapie

Durch die Stellung der Erdachse bekommen wir im Winter deutlich weniger Sonne ab als im Sommer. Dies hat Auswirkungen auf die Ausschüttung des Schlafhormons Melatonin, des Glücksbotenstoffs Serotonin und die Bildung von Vitamin D. Die biologischen Veränderungen im Winter führen bei anfälligen Personen zu Müdigkeit, Antriebslosigkeit und Traurigkeit. Daher ist es naheliegend, die Ursache dieser Veränderungen zu beheben und dem Körper mehr Licht zuzuführen.

Eine Möglichkeit besteht darin, trotz der nasskalten Witterung das Haus zu verlassen und draußen spazieren zu gehen. Selbst an einem trüben Novembertag liegt die Beleuchtungsstärke noch bei mindestens 1000 Lux und damit deutlich über der Beleuchtungsstärke, die wir normalerweise in geschlossenen Räumen haben. Die Beleuchtungsstärke künstlicher Lichtquellen liegt nämlich bei höchstens 300 bis 500 Lux.

Sinnvoll ist auch die Anwendung von speziellen Lichttherapielampen. Dies ist die empfohlene Standardtherapie bei der Winterdepression. Solche Lichttherapielampen sind im Handel zu erschwinglichen Preisen erhältlich. Sie bieten eine Lichtquelle, die weißes, fluoreszierendes Licht abgibt, bei dem der UV-Anteil herausgefiltert wird. Die Lichtintensität sollte größer als 2500 Lux sein. Ideal ist eine Lichtdusche mit einer Dosis von 10 000 Lux für 30 bis 40 Minuten pro Tag, die mindestens über zwei bis vier Wochen am Morgen angewendet wird. Bei der Winterdepression empfiehlt sich eine Anwendung über die gesamte dunkle Jahreszeit hinweg. Bei der Anwendung sollte man nicht mehr als 50 bis 80 Zentimeter von der Lichtquelle entfernt sitzen. Häufig wird dieser Abstand zu groß gewählt. Für jede Lichttherapielampe wird der für das Gerät optimale Abstand vom Hersteller angegeben.

- Bei der Lichttherapie sollte eine Dosis von 10 000 Lux für 30 bis 40 Minuten täglich angewendet werden.

Die Augen sind bei der Lichttherapie geöffnet. Man muss allerdings nicht permanent und nicht direkt in die Lichtquelle schauen, es sollte nur Licht auf die Netzhaut fallen, damit dort die fotosensitiven Ganglienzellen aktiviert werden. Eine solche Lampe kann man sich beispielsweise an den Frühstückstisch oder ins Arbeitszimmer stellen. Bei an die Decke montierten Lampen ist der Abstand zum Auge häufig zu groß. Auf der Depressionsstation der Psychiatrischen Universitätsklinik in Leipzig, wo ich Oberarzt bin, wenden wir regelhaft bei Patienten mit Depressionen, vor allem bei Patienten mit Herbst- und Winterdepressionen, die Lichttherapie mit sehr gutem Erfolg an. Bei schweren depressiven Episoden ist allerdings meist zusätzlich ein Antidepressivum erforderlich.

Die Lichttherapie ist eine natürliche und nebenwirkungsarme Therapie, die Sie selbst anwenden können, wenn Sie im Besitz einer Lichttherapielampe sind. Trotz der allgemein guten Verträglichkeit kann es jedoch zu Sehstörungen, Kopfschmerzen, Übelkeit und Müdigkeit, zu Aufgeregtheit oder sogar hypomanischen oder manischen Symptomen kommen. Es kann also sein, dass es den Betroffenen nach einer Lichttherapie krankhaft gut geht, sie gehobener Stimmung sind, viel reden, viel Geld ausgeben oder sexuell aktiver sind als normalerweise. Dies sind jedoch sehr seltene Folgen einer Lichttherapie. Wenn man Antidepressiva, Lithium oder Johanniskraut einnimmt, kann es sein, dass die Haut sensibel auf die Lichttherapie reagiert. Solche Nebenwirkungen sollte man mit einem Arzt besprechen.

Bräunungslampen in Solarien besitzen nicht das richtige Lichtspektrum, das stimmungsaufhellend wirkt und den Antrieb und die Wachheit fördert. Deswegen kann der Besuch eines Solariums kein Ersatz für eine Lichttherapie sein. Außerdem kann der häufige Besuch von Solarien zu bösartigen Hauterkrankungen führen.

Menschen, die vom Winterblues oder der Winterdepression betroffen sind, haben typischerweise in den Herbst- und Wintermonaten große Schwierigkeiten mit dem Aufwachen und Aufstehen. Eine Hilfe zum sanften Aufwachen könnte neben einer Lichttherapielampe ein Lichtwecker bieten. Lichtwecker simulieren die natürliche Dämmerung, indem sie langsam immer stärkeres Licht in den Raum werfen. So wird man nicht durch den Wecker aus dem Schlaf gerissen.

Tipps zum Kauf eines Lichttherapiegerätes

Lichttherapielampen können Sie in Sanitätshäusern und bei den Internetshops der Hersteller erwerben. Gute Geräte kosten zwischen 300 und 500 Euro. Bei einer Winterdepression sollten Sie als Betroffener zu einem Gerät mit einer Beleuchtungsstärke von mindestens 2500 bis 10 000 Lux greifen. Je höher die Leuchtstärke ist, umso weniger Zeit müssen Sie täglich vor der Lichtwand verbringen. Wenn Sie also privat oder beruflich stark eingebunden sind und wenig Zeit haben, sollten Sie ein Gerät mit hoher Leuchtstärke kaufen.

Besonders leistungsfähige Geräte erreichen eine Leuchtstärke von 10 000 Lux; doch ist hierbei von entscheidender Bedeutung, in welchem Abstand vom Gerät diese Leuchtkraft erreicht wird. Denn die auf das Auge auftreffende Leuchtstärke nimmt bei zunehmendem Abstand zum Gerät ab. Darum wird von den Herstellern neben der Angabe der Leuchtstärke auch der dazu nötige Abstand zum Gerät aufgeführt. Bei vielen Geräten wird zwar eine Leuchtkraft von 10 000 Lux erreicht, doch muss teilweise der Abstand so gering gewählt werden, dass die Therapie auf Dauer unangenehm für Sie werden kann. Für die Therapie geeignete und ausreichend stark leuchtende Lichttherapiegeräte sind auch als solche zertifiziert. Als Faustregel sollten Sie täglich 30 Minuten Lichttherapie bei einer Beleuchtungsstärke von 10 000 Lux einplanen. Bei nur 5000 Lux Leuchtstärke der Lichttherapielampe würde etwa eine volle Stunde notwendig, um denselben Effekt zu erreichen.

Die gesetzlichen Krankenkassen finanzieren zwar nicht ohne Weiteres ein Lichttherapiegerät, trotzdem besteht die Chance, nach einer Einzelfallprüfung aufgrund eines ärztlichen Berichtes, der die Diagnose einer Winterdepression stellt, ein Gerät von der Krankenkasse bezahlt zu bekommen. Aber auch wenn Ihre Beschwerden im Winter nicht ausreichend gravierend sind, um als Winterdepression diagnostiziert zu werden, kann sich die private Investition in eine Therapielampe lohnen; denn sie kann einen großen Zugewinn an Lebenszufriedenheit und Vitalität im Winter bedeuten – gerade wenn Sie vor allem unter Müdigkeit und Antriebslosigkeit leiden.

Viele Lichttherapiegeräte arbeiten mit dicht nebeneinander stehenden Leuchtstoffröhren. Das entstehende Licht wird durch eine Abdeckscheibe nach außen verteilt. Zusätzlich sollte ein UV-Filter eingebaut sein, da das UV-Licht Gesundheitsschäden wie Hautkrebs hervorrufen kann. Diese Leuchtstoffröhren spenden in der Regel 5000 Stunden lang Licht. Das sind bei normalem Gebrauch etwa zehn Jahre. Sie müssen also kaum ausgewechselt werden. Geht das Gerät kaputt oder gibt eine Lampe ihren Geist auf, dann gehören die Teile in den Sondermüll; denn diese Lampen enthalten Quecksilber und Leuchtstoff.

In den letzten Jahren wurden aber auch Lichttherapiegeräte mit LED-Leuchten entwickelt, die ebenfalls eine Leuchtstärke von 10 000 Lux erreichen. Das Lichtspektrum dieser LED-Leuchten entspricht dabei dem Vollspektrum-Tageslicht ohne UV-Licht. Die technische Lebensdauer der LEDs liegt mit etwa 100 000 Brennstunden noch weit höher als die der Leuchtstoffröhren. Auch hinsichtlich des Stromverbrauchs schneiden die LEDs deutlich besser ab.

Nicht alle Geräte geben dasselbe Licht ab, auch wenn es sich um Tageslichtgeräte handelt. Es gibt Hersteller, die sich um besonders angenehmes Licht bemühen und beispielsweise versuchen, das Licht der frühen Mittagssonne zu imitieren. Sie sollten daher beim Kauf ausprobieren, ob für Sie das

Licht einer Lichttherapielampe ausreichend angenehm ist, auch wenn für den Therapieeffekt entscheidend ist, welche Stärke die Beleuchtung erreicht, und nicht in erster Linie wesentlich ist, wie angenehm oder unangenehm Ihnen das Licht erscheint.

Wenn Sie viel unterwegs sind, stellt sich als weitere wichtige Frage, ob Sie ein leichtes und gut tragbares Gerät erwerben möchten. Es gibt kleine Geräte, die eine erstaunliche Leuchtstärke haben. Prinzipiell steht jedoch eine allzu kleine Leuchtfläche einem ausreichenden Therapieeffekt entgegen. Sollten Sie auf Mobilität des Gerätes Wert legen, könnte auch ein Lichttherapiegerät für Sie interessant sein, das man mit Batterien oder einem Akku betreiben kann.

Manche Geräte lassen sich leicht am Schreibtisch platzieren, sodass Sie während Ihrer täglichen Büroroutine ohne zusätzlichen Zeitaufwand etwas gegen Winterblues und Winterdepression tun können. Interessant ist bei einigen Modellen eine stufenlos dimmbare Leuchtstärke. Dies ist insbesondere dann nützlich, wenn das Lichttherapiegerät am Arbeitsplatz neben dem Computermonitor steht. Bei entsprechend verminderter Leistung kann das Gerät hier sein Tageslicht über längere Zeit verströmen, ohne dass man geblendet wird.

Kriterien beim Kauf eines Lichttherapiegerätes

- Leuchtstärke
- Dimmbarkeit des Lichtes
- Leuchtstoffröhren vs. LED-Leuchten
- Stromverbrauch
- Technische Lebensdauer
- Mobilität

- Batterie- oder Akkubetrieb
- Leuchtfläche
- Timerfunktion/Zeitschaltuhr
- Zusätzliche Funktionen
- Design
- Preis
- Garantiezeit

Lichtwecker

Einige Lichtwecker haben eine ähnlich große Lichtstärke wie Lichttherapielampen, wenn sie mit voller Stärke leuchten. So wird die herbst- und winterliche Lichtknappheit am Morgen, die dazu führt, dass die Melatoninproduktion nicht ausreichend unterdrückt wird, durch den Lichtwecker ausgeglichen. Dank dieser hohen Lichtstärke besteht die Möglichkeit, den Wecker auch als Lichttherapieleuchte einzusetzen – allerdings ist die Lichtstärke doch meist etwas schwächer als bei professionellen Lichttherapielampen.

Viele Lichtwecker können nicht nur die Morgen-, sondern auch die Abenddämmerung simulieren, indem das Licht des Lichtweckers langsam immer weiter gedimmt wird, bis es schließlich ganz erlischt. Für viele Menschen ist dies eine Hilfe zum Einschlafen.

Lichtwecker gibt es in verschiedenen Ausführungen und von verschiedensten Firmen. Wie die Lichttherapielampen haben auch die Lichtwecker unterschiedliche Zusatzfunktionen und Eigenschaften. Je nach Hersteller und Gerät lassen sich Morgen- und Abenddämmerung unterschiedlich schnell simulieren, sodass man bei den meisten Lichtweckern einstellen kann, ob Sonnenaufgang oder Sonnenuntergang innerhalb von 15, 30, 60 oder 90 Minuten oder innerhalb eines individuell festgelegten Zeitraumes erfolgen sollen. Manche Geräte arbeiten mit stromsparenden LED-Leuchten.

Die Sonnenaufgangssimulation ist bei manchen Geräten auch farblich dem natürlichen Sonnenaufgang angepasst. Dies wird erreicht, indem das Licht seine Farbnuancen von Morgenrot über Orange zu klarem, hellem Tageslicht wechselt.

Zusätzlich lassen sich die zunehmende Lichtstärke am Morgen und die abnehmende Beleuchtung am Abend mit immer stärkeren akustischen Signalen beim Wecken und mit langsam leiser werdenden akustischen Einschlafhilfen kombinieren. Daher haben viele Lichtwecker auch ein Radio, einen MP3 Player, verschiedene integrierte Wecktöne oder Aufwachstimmen als Funktion integriert. Bei manchen Geräten kann man eine Einschlafmeditation oder eine Entspannungsübung einschalten oder Regen, Wellen, Vogelgesang, Waldtöne, Klaviermusik, Meeresrauschen, Yogaklänge, einen krähenden Hahn und andere Naturtöne hören.

Neben den akustischen Signalen kann auch der Geruchssinn angesprochen werden. Manche Lichtwecker haben eine Aromafunktion in ihrem Wellnessprogramm. Zusätzlich zur optischen und akustischen Weckfunktion kann man dabei Aromastoffe in unterschiedlicher Form verdampfen lassen. Entweder man nutzt Vliesplättchen für Duftöle, Duftperlen oder Blätter und Blüten von klassischen Duftpflanzen.

Manche Lichtwecker kann man auch als Nachttischlampe oder als Tageslichtlampe verwenden. So können Sie beispielsweise tagsüber die volle Helligkeit der Lampe im Sinne der Tageslichtlampe ausnutzen und zusätzlich die für Sie optimale Lichtstärke zum Lesen oder zum Musikhören vor dem Einschlafen einstellen, um den Lichtwecker als Nachttischlampe zu nutzen. Eine andere mögliche optische Zusatzfunktion ist die Einstellung eines Stimmungslichtes. Bei einigen Lichtweckern lassen sich hierzu die verschiedenen Farbtöne des Lichtes individuell kombinieren.

Für einen gesunden Schlaf ist es wichtig, dass es in der Zeit, in der Sie schlafen möchten, im Zimmer möglichst dunkel ist. Ein zu helles Display eines Lichtweckers kann dazu führen, dass man schlechter schläft oder geblendet wird, wenn man die Augen aufschlägt. Beim Kauf eines Lichtweckers sollten Sie deshalb auf eine automatische Helligkeitsanpassung des Displays achten. Bei manchen Lichtweckern sitzt das Display sehr tief im Gehäuse des Gerätes, sodass es teilweise verdeckt wird und schlecht einsehbar ist.

Auch wenn ich hier viele angenehme und wichtige Funktionen eines Lichtweckers aufgeführt habe, müssen Sie natürlich überlegen, wie viel Geld Ihnen ein Lichtwecker wert ist. Die wichtigste Funktion des Weckers ist, das langsame und sanfte Erwachen zu fördern. Alle weiteren Funktionen sollten im Verhältnis zum Preis stehen, den Sie für einen Lichtwecker bezahlen möchten. Dieser wiederum sollte auch vor dem Hintergrund der vom Hersteller gegebenen Garantiezeit bewertet werden. Diesbezüglich unterscheiden sich nämlich die Geräte unterschiedlicher Hersteller erheblich. Im Internet gibt es zahlreiche Seiten, auf denen man sich über Lichtwecker informieren und Testberichte lesen kann.

Kriterien beim Kauf eines Lichtweckers

- Stufenloses automatisches Auf- und Abdimmen des Lichtes
- Maximale Lichtintensität
- Farbnuancen
- Nachtlicht-, Tageslicht-, Stimmungslichtfunktion
- Radio, Wecktöne
- Lautsprecherqualität
- Aromafunktion
- Regulierte Lichtstärke und gute Sichtbarkeit des Displays
- Stromverbrauch
- Notstromversorgung
- Design
- Preis
- Garantiezeit

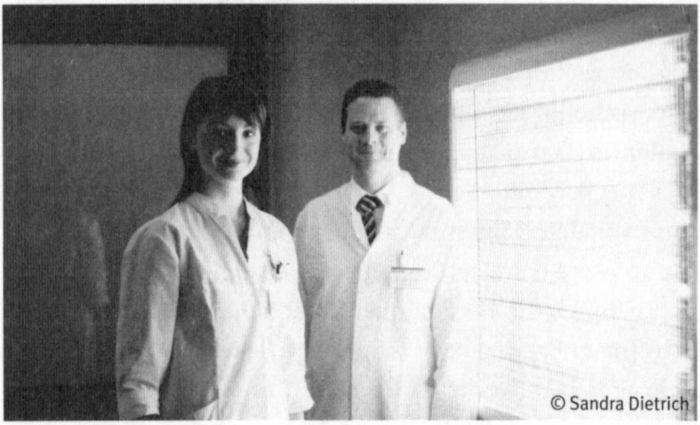

Abbildung 4: Lichtwand, vor der die Patienten unserer Station morgens für eine halbe Stunde zur Lichttherapie sitzen. Vor der Lichtwand sehen Sie die Stationsärztin Julia Weschenfelder und mich. Das Foto hat unsere Kollegin Sandra Dietrich aufgenommen.

Winterurlaub

Um den Lichtmangel im Winter in unseren Breiten auszugleichen, ist es verlockend und naheliegend, an einen Ort zu reisen, wo zu diesem Zeitpunkt mehr Sonnenlicht ist – wenn man sich einen solchen Urlaub finanziell, familiär und beruflich leisten kann. Es gibt Menschen, die im Winter in ferne Länder in Äquatornähe (wie Brasilien oder Kenia) oder auf der Südhalbkugel (wie Argentinien, Südafrika oder Australien) in den Urlaub fliegen, um dem Winterblues zu entkommen. Vielen reichen auch bereits etwas südlichere Breiten, wie zum Beispiel Spanien oder die Türkei. Im Urlaub treten neben dem Sonnenlicht meist noch weitere angenehme Elemente wie Bewegung und Entspannung hinzu, die für die psychische Gesundheit wichtig sind. Für Menschen, die unter einer Winterdepression leiden, kann es also durchaus sinnvoll sein, den Jahresurlaub vom Sommer in den Winter zu verlegen.

Es gibt Menschen, die nach ihrem Ausscheiden aus dem Berufsleben ganz in südlichere Regionen ziehen. Dies ist aus der Perspektive, eine Winterdepression verhindern zu wollen, nachvollziehbar. Gerade im Rentenalter besteht allerdings die Gefahr, dass sich der Verlust des sozialen Umfelds, der Wegfall von Freundschaften und die größere Entfernung zu Verwandten negativ auswirken. Dies sind nämlich Risikofaktoren für das Auftreten einer Altersdepression, die im vorgerückten Lebensalter auf eine Häufung von Verlusterlebnissen folgen kann. Es nutzt einem nichts, wenn man zwar keine Winterdepression, dafür aber eine Altersdepression bekommt.

Wenn Sie unter echten Depressionen leiden, sollten Sie jedoch nicht den Fehler begehen, zu denken, ein Urlaub oder gar ein Umzug in ein fernes Land mit viel Sonne könne die Depression heilen. Eine Depression ist eine Krankheit, die behandelt werden muss und behandelt werden kann. Ich kenne mehrere Patienten, die durch einen Urlaub oder gar einen Umzug in ein sonniges Land vergeblich versucht haben, ihre Depression loszuwerden. Urlaub hilft jedoch nicht zwingend und vor allem nicht auf die Schnelle gegen eine Winterdepression. Zur strategischen Planung des Urlaubs im Jahresverlauf finden Sie weitere Informationen in Kapitel 8 »Den Rhythmus der Jahreszeiten annehmen – Strategien im Jahresverlauf«.

Den Schlaf regulieren

Schlafentzug

In psychiatrischen und psychotherapeutischen Kliniken wird die Schlafentzugsbehandlung mit großem Erfolg angewendet. Man unterscheidet hier den partiellen Schlafentzug, bei dem der Patient in der zweiten Nachthälfte wach bleibt, vom vollständigen Schlafentzug, bei dem er die ganze Nacht über nicht schlafen darf. Wichtig ist, dass man sich nach der Nacht mit wenig Schlaf oder ganz ohne Schlaf am nächsten Tag erst zur gewohnten Schlafenszeit zu Bett begibt und nicht etwa ein Mittagsschläfchen einlegt. Dieses würde den Effekt wieder zunichtemachen.

Diese Therapie ist genau wie die Lichttherapie nicht auf die Anwendung in einer Klinik beschränkt. Prinzipiell kann jeder selbst zu Hause ausprobieren, wie sich seine Stimmung verändert, wenn er die ganze Nacht oder die zweite Nachthälfte über wach bleibt. Viele Menschen mit einer Winterdepression oder allgemein mit einer Depression können sich zunächst nicht vorstellen, dass Schlafentzug die Stimmung verbessern könnte, und sie sind erstaunt, wie gut diese Behandlung hilft. Die Besserung der Stimmung setzt gleich am Tag nach dem Schlafentzug ein. So schnell wirken weder Antidepressiva noch die Lichttherapie. Allerdings hält der Effekt zumeist nur einen Tag lang an. Dieser Tag kann aber einer Person, die den ganzen Winter über unter gedrückter Stimmung leidet, Hoffnung machen, dass sie prinzipiell auch im Winter ein lebensfroher Mensch sein kann.

Die Vorteile der Schlafentzugsbehandlung sind die sichtbaren positiven Wirkungen direkt am Tag nach dem Schlafentzug und die leichte Umsetzbarkeit. Man braucht hierfür nicht einmal eine Lampe oder ein anderes Gerät. Der Schlafentzug ist nicht invasiv, man muss also nichts einnehmen oder spritzen. Es bestehen auch keine Wechselwirkungen mit Medikamenten oder anderen Therapien. Die Erfolgsrate liegt bei etwa 60 Prozent. Nicht jeder profitiert von dieser Behandlung; Sie müssen selbst ausprobieren, ob es Ihnen hilft. Eine Erfolgsgarantie gibt es nicht, aber eine große Erfolgschance.

In der akuten Phase einer Depression wird der Schlafentzug meistens zweimal pro Woche entweder als vollständiger oder als partieller Schlafentzug ab 1:00 Uhr angewendet.

Schlafrestriktion

In der klinischen Praxis begegnet man regelmäßig Patienten, die lange schlafen und depressiv sind. Manche Psychiater denken deswegen, dass zu langer Schlaf eine depressive Stimmung und Antriebslosigkeit befördern kann. Wenn ein Patient mehr als sieben Stunden in der Nacht schläft oder zusätzlich zum Nachtschlaf noch tagsüber schläft, sollte man ihm unbedingt raten, versuchsweise die Schlafzeit zu reduzieren. Patienten können beispielsweise festlegen, von wann bis wann sie nachts schlafen möchten, Protokoll darüber führen und die Stimmung am Morgen und am Abend vor dem Schlafengehen dokumentieren. Die Stimmung kann man zum Beispiel auf einer Skala von 0 bis 10 einschätzen, wobei 0 die schlechteste vorstellbare Stimmung und 10 eine hervorragende Stimmung ist, wie sie selten auftritt. Häufig führt die Schlafrestriktion im Gegensatz zu dem, was ein betroffener Patient erwarten würde, zu einer Verbesserung der Stimmung. Vielleicht kennen Sie dieses Phänomen, wenn Sie abends lange unterwegs waren, wenig schlafen und sich am nächsten Morgen trotzdem sehr wohl fühlen. Auch viele meiner Kollegen sind nach einem anstrengenden Nachtdienst in der Klinik am nächsten Tag äußerst guter Dinge und ein wenig aufgedreht.

Es gibt im Internet Programme, die man nutzen kann, um solche Maßnahmen zur Protokollierung von Schlaflänge und Stimmung zu vereinfachen. Die *European Alliance Against Depression* (EAAD) bietet auf der Internetseite www.ifightdepression.com eine Hilfe zur Schlafregulation an. Das Programm bietet nach der individuellen Dateneingabe eine Auswertung über den Zusammenhang zwischen der Schlafzeit und der Stimmung am nächsten Tag an. So kann man selbst feststellen, ob wenig Schlaf die eigene Stimmung eher verschlechtert oder verbessert.

Es gibt allerdings auch Menschen, die eine bestimmte Schlafzeit nicht unterschreiten dürfen, um sich wohlzufühlen. Der Zusammenhang zwischen Stimmung und Schlafzeit ist also sehr individuell; gerade deshalb bietet es sich an, die Schlafgewohnheiten zu protokollieren und ein ganz persönliches Schlafprofil zu erstellen.

Besonders ungünstig für die Entwicklung depressiver Symptome ist Schichtarbeit, vor allem Nachtschicht und Wechselschichten. Menschen, die in Nachtschichten arbeiten, haben ein erhöhtes Risiko für die Entwicklung einer Depression. Aus diesem Wissen heraus sollte man versuchen, möglichst regelmäßig zu schlafen und die persönliche ideale Schlaflänge zu wählen.

Das Gleiche gilt für den Mittagsschlaf. Es gibt Menschen, die nach einem Mittagsschlaf wieder topfit sind und durch nur wenige Minuten Schlaf auch am Nachmittag kreativ und guter Dinge sein können. Anderen geht es nach einem Mittagsschlaf schlechter als vorher, obwohl sie sich sehr müde gefühlt hatten und dachten, dass der Mittagsschlaf Abhilfe schaffen würde. Jeder sollte für sich selbst herausfinden, ob Mittagsschlaf günstig oder eher ungünstig ist, und entsprechend seinen Tag einteilen.

- Protokollieren Sie Schlaflänge und Stimmung und finden Sie heraus, welche Schlaflänge für Ihr Wohlbefinden am besten ist.
- Zu viel Schlaf kann depressiv machen.
- Zu wenig Schlaf kann auch depressiv machen – finden Sie heraus, was für Sie passt.

Pflanzliche Mittel gegen Winterblues und Winterdepression

Besonders bei leichteren depressiven Symptomen kann man darüber nachdenken, ein pflanzliches Mittel einzunehmen. Pflanzliche Mitteln haben den Ruf, besonders gut verträglich zu sein. Dies ist aber nicht bei allen Mitteln der Fall. Zum Beispiel ist vom Borretsch seit Jahrtausenden eine antidepressive Wirkung bekannt. Da er aber leberschädigend wirken kann, ist es nicht sinnvoll, seine Anwendung wissenschaftlich zu testen. Diese Pflanze wird daher vorerst nicht etwa deswegen keinen Eingang in schulmedizinische Psychopharmakologie finden, weil sie nicht wirken würde oder weil die Mediziner aus ideologischen Gründen Naturheilmittel ablehnen würden, sondern weil die langfristige Einnahme dieser Pflanze Gefahren für die Leber mit sich bringen könnte.

Pflanzliche Mittel wie das Johanniskraut können die Verstoffwechselung von anderen Medikamenten beeinflussen. Sie können beispielsweise dazu führen, dass Mittel gegen HIV schneller abgebaut werden und nicht mehr wirken. So besteht für einen Patienten möglicherweise ein hohes Gesundheitsrisiko durch die Einnahme dieses natürlichen Mittels. Es wurde auch von mehreren Fällen berichtet, in denen Johanniskraut zur Abschwächung des Mittels Tamoxifen geführt hat, das zur Therapie von Brustkrebs eingesetzt wird. Die betroffenen Patientinnen sind deshalb früher gestorben. Wenn aber neben einem Winterblues oder einer leichten Winterdepression keine weiteren Erkrankungen bestehen und keine weiteren Medikamente eingenommen werden, so können pflanzliche Medikamente angemessene und gut verträgliche Mittel sein.

Johanniskraut wird in Deutschland häufig gegen Depressionen angewendet. Speziell gegen die Winterdepression könnte außerdem der Rosenwurz wirken, der vor allem in Skandinavien und Russland, also Ländern mit einem hohen Vorkommen von Winterdepressionen, eine lange Tradition als pflanzliches Antidepressivum hat. Interessant ist, dass er gegen die Müdigkeit wirken soll, die ein wichtiges Merkmal der Winterdepression ist, und gegen Infektionen angewendet wird. Die große Häufigkeit von Infektionskrankheiten, vor allem Erkältungskrankheiten im Winter könnte, wie ich in Kapitel 3 ausgeführt habe, dazu beitragen, dass diese Jahreszeit bei dafür anfälligen Menschen auf die Stimmung, die Wachheit und den Antrieb drückt. Im Folgenden finden Sie kurz zusammengefasst Informationen zu den Heilpflanzen, die bei einer Winterdepression angewendet werden können.

Johanniskraut (Hypericum perforatum)

Johanniskraut ist eine bekannte und weitverbreitete Heilpflanze. Es enthält biochemische Verbindungen, die unter anderem auf den Serotonin- und Noradrenalinstoffwechsel wirken. Johanniskraut hat erwiesenermaßen eine antidepressive Wirkung, die sich vielfach in wissenschaftlichen Studien bestätigt hat. Häufig werden Johanniskraut-Präparate jedoch zu niedrig dosiert, um diese Wirkung entfalten zu können. Die richtige Dosis kann Ihnen ein Arzt oder ein Apotheker empfehlen. Die über 40 auf dem deutschen Markt befindlichen Johanniskraut-Präparate weisen eine höchst unterschiedliche Zusammensetzung auf. Wie andere Antidepressiva haben auch Johanniskraut-Präparate, wie oben bereits ausgeführt, Einfluss auf den Abbau anderer Arzneimittel, die gleichzeitig eingenommen werden. Daher sollte die Einnahme von Johanniskraut immer mit einem Arzt abgesprochen werden, auch wenn es ein pflanzliches Mittel ist. Johanniskrautkapseln sind in jeder Apotheke erhältlich.

Safran (Crocus sativus)

Safran wird seit tausenden von Jahren nicht nur als Gewürz, sondern auch als Arzneimittel angewendet. Fresken, die in Akrotiri in Griechenland gefunden wurden, zeigen seine medizinische Verwendung schon vor 3600 Jahren. Ursprünglich wurde Safran im Nahen Osten angebaut und gilt dort als antidepressives, das Denken verbesserndes und die Sexualität steigerndes Mittel. Ein Text der Traditionellen Chinesischen Medizin aus der Mongolischen Dynastie besagt, dass die langfristige Einnahme das Herz des Menschen glücklich mache. Es gibt wissenschaftliche Studien sowohl mit Safranblüten als auch mit Safranblättern, in denen gezeigt wurde, dass Safran erstens genauso gut wie moderne und ältere Antidepressiva gegen die Depression wirkt, und zweitens einer Placebomedikation, also der Gabe eines Scheinmedikamentes ohne antidepressiven Inhaltsstoff, deutlich überlegen ist.

Ein Problem beim Safran sind Verschnitte und Fälschungen sowie die hohen Kosten für die Züchtung und Ernte der Safranblüten. Sollte es gelingen, eine kostengünstige und standardisierte Herstellung von Safran zu garantieren, könnte Safran in der Zukunft eine gute Chance als natürliches Antidepressivum haben. Noch gehört es allerdings zu den teuersten Gewürzen der Welt. In der Apotheke kann man Safranpulver oder Safrankapseln kaufen. Teilweise sind in diesen Kapseln noch andere Kräuter wie zum Beispiel Salbei enthalten.

Rosenwurz (Rhodiola rosea)

Vor allem in Skandinavien und Russland hat die Anwendung von Rosenwurz eine lange Tradition. Hier wird er nicht nur zur Stärkung der körperlichen Ausdauer, sondern auch gegen Müdigkeit, Depression, Impotenz und Infektionen angewendet. Seine Inhaltsstoffe sollen den Abbau von Serotonin und Noradrenalin hemmen. Die Wirkungen und Nebenwirkungen des Rosenwurz wurden in einer Studie zur Behandlung von leichten bis mittelschweren Depressionen untersucht, und es zeigte sich eine deutliche Verbesserung der depressiven Symptome, vor allem in einer Tagesdosis von 680 mg Rosenwurzextrakt. Besonders gut wirkte das Mittel gegen Traurigkeit, Schlaflosigkeit, emotionale Instabilität und Somatisierungstendenzen, also auf körperliche Probleme, für die es keinen organischen Befund gibt. Dem Rosenwurz wird außerdem zugeschrieben, Konzentration und Gedächtnis zu unterstützen. Rosenwurz-Kapseln sind im Handel erhältlich. Man kann sie beispielsweise über das Internet bei verschiedenen Anbietern bestellen.

Lavendel (Lavandula angustifolia)

Lavendel hat eine lange Tradition in der Behandlung von Erkrankungen des Nerven- und Verdauungssystems. Vor allem soll es gegen Ängste, Schwäche- und Schwindelgefühle helfen. Naturheilkundlich orientierte Mediziner empfehlen außerdem auch die Anwendung bei Kummer, Schmerzen, depressiven Symptomen und depressiven Störungen. In einer Studie, in der Lavendel gegen das klassische Antidepressivum Imipramin getestet wurde, schnitt Imipramin etwas besser ab. Nichtsdestotrotz hatte Lavendel eine nachweisbare antidepressive Wirkung, und es konnte die Wirkung von Imipramin verstärken. Wenn also ein klassisches Antidepressivum alleine nicht ausreichend hilft, könnte man Lavendel zur Wirkungsverstärkung hinzugeben. Wir setzen in unserer Klinik Lavendel vor allem bei Angststörungen oder bei einer angstbetonten Symptomatik bei depressiven Patienten ein. Im Bereich der Angststörungen ist die wissenschaftliche Datenlage zum Lavendel deutlich besser als bei Depressionen. Lavendel ist als Lavendelöl, Tee, Duschgel, Lotion, in Kapseln oder im Lavendelsäckchen zu erhalten.

Kaukasischer Natternkopf (Echium amoenum)

Der Kaukasische Natternkopf ist im Kaukasus und im Iran beheimatet, wo er auch als »Ochsenzunge« bezeichnet wird. Ein anderes Synonym ist »Iranischer Borretsch«, nicht zu verwechseln mit dem bei uns heimischen Borretsch, der in die Frankfurter »Grüne Soße« kommt. Im Iran wird der Echium-Tee aus Kaukasischem Natternkopf häufig getrunken, um eine beruhigende Wirkung zu erzielen. Außerdem wird ihm nachgesagt, dass er eine gute Stimmung fördere, gegen Traurigkeit, grundlose Melancholie und Angst wirke. In einer Studie zeigte sich nach vier Wochen eine statistisch messbare Wirksamkeit bei Patienten mit leichter bis mittelschwerer Depression.

Bislang ist mir keine Möglichkeit bekannt, Echium-Tee in Deutschland zu kaufen oder zu bestellen. In Deutschland gibt es lediglich das »Echium-Öl« zu kaufen, das aber aus dem Wegerichblättrigen Natternkopf (*Echium plantagineum*) und dem Gewöhnlichen Natternkopf (*Echium vulgare*) und nicht aus dem Kaukasischen Natternkopf gewonnen wird. Dieses Öl enthält wichtige ungesättigte Fettsäuren und ist entzündungshemmend, sodass es rein theoretisch auch gut gegen depressive Symptome sein könnte. Dies ist jedoch meines Wissens noch nie getestet worden.

Außerdem gibt es in Deutschland Borretsch-Öl zu kaufen. Borretsch (*Borago officinalis*) ist allerdings, wie bereits erwähnt, eine andere Pflanze als der Kaukasische Natternkopf, wenngleich beide zur selben Pflanzenfamilie, nämlich den Raublattgewächsen gehören. Borretsch wird eine Wirkung gegen Depression und Melancholie nachgesagt; dies wurde jedoch noch nicht wissenschaftlich überprüft. Der Grund dafür ist die Tatsache, dass er bei längerer Anwendung leberschädigend sein kann.

Zusammenfassend kann gesagt werden, dass Johanniskraut das gegen depressive Zustände bewährteste pflanzliche Mittel ist. Bei uns weniger bekannt, aber wahrscheinlich genauso wirksam, ist die Anwendung von Safran. In Ländern mit hohem Vorkommen an Winterdepression hat sich der Rosenwurz bewährt, sodass dieser eine Rolle in der Behandlung spielen könnte. Bei Menschen, die vor allem auch mit Angstzuständen zu kämpfen haben, ist Lavendel zu empfehlen. Die Raublattgewächse (Borretsch) sind nicht ausreichend auf Wirksamkeit und Verträglichkeit getestet, sodass man sie nicht empfehlen kann. Eine Ausnahme bildet der Kaukasische Natternkopf. Der Tee ist allerdings schwer erhältlich. Letztlich kann man also folgende natürliche Mittel bei einer psychischen Belastung durch die Winterzeit empfehlen:

Naturheilmittel gegen Winterblues und Winterdepression

- Johanniskraut
- Safran
- Rosenwurz
- Lavendel

Mit gesunder Ernährung den Winterblues bekämpfen

Wissenschaftler und Ärzte beschäftigen sich zunehmend mit dem Zusammenhang zwischen Ernährung und Depression. Individuelle Ernährungsgewohnheiten könnten eine große Rolle bei der Entstehung von Depressionen spielen. In den letzten Jahrzehnten werden depressive Störungen immer häufiger diagnostiziert. Zur gleichen Zeit sind industriell gefertigte Mahlzeiten auf dem Vormarsch und der Fast-Food-Konsum ist gestiegen. Dadurch stehen in zunehmendem Maße Industriezucker, gesättigte Fettsäuren aus tierischen Nahrungsmitteln und nährstoff- und vitaminarme Speisen im Vordergrund unserer Ernährung. Da sich diese Entwicklungen, die Zunahme depressiver Störungen und der vermehrte Verzehr von Fast Food und industriell gefertigten Mahlzeiten, in derselben Zeitspanne vollzogen haben, wird vermutet, dass die Veränderungen in der Ernährung für die Zunahme an Depressionen verantwortlich sein könnten. Außerdem ist es unstrittig, dass das moderne Ernährungsverhalten zu einer Reihe körperlicher Probleme wie Übergewicht, mangelnder körperlicher Ausdauer, Diabetes, Bluthochdruck, Schlaganfall und Gedächtnisstörungen führt. Diese Krankheiten tragen wiederum häufig zur Entwicklung einer Depression bei.

Im Gegensatz zur typischen Depression, mit der Appetitmangel und Gewichtsabnahme einhergehen, spielt für die Winterdepression die Entwicklung des Übergewichts eine viel wichtigere Rolle. Verbunden mit der Winterdepression ist nämlich, wie bereits beschrieben, meist ein vermehrter Appetit und der Konsum besonders fettiger und süßer Speisen.

Man kann aufgrund verschiedener Untersuchungen davon ausgehen, dass fette, beispielsweise frittierte Speisen eher eine depressive Entwicklung fördern, während mediterrane Kost und eine Ernährung mit viel Obst, Gemüse, Fisch und Vollkornprodukten schützend gegen eine Depression wirken.

Trotz der Appetitsteigerung und der vermehrten Nahrungsaufnahme bei der Winterdepression können aber auch Mangelzustände an Vitaminen auftreten. Diese entstehen dadurch, dass weniger Licht vorhanden ist, um Vitamin D im Körper zu bilden, und dass weniger Obst, Gemüse und Fisch gegessen wird, sodass ungesättigte Fettsäuren und Vitamine fehlen. Bis auf den Vitamin-D-Mangel aufgrund mangelnden Sonnenlichts sind allerdings Vitaminmangelzustände in Mitteleuropa sehr selten.

Vitamin-D-Mangel ist ein besonderer Risikofaktor für die Entwicklung einer Winterdepression, weshalb ich darauf noch näher eingehen werde. Ähnliches gilt für einen Mangel an Folsäure, die auch als Vitamin B9 bezeichnet wird. Folsäure kommt vor allem in Obst, Gemüse und Salat vor. Es konnte gezeigt werden, dass Personen, die weniger Folsäure zu sich nahmen, häufiger an einer Depression litten. Bei der Interpretation solcher Studienergebnisse sollte man allerdings nicht vergessen, dass eine Depression auch das Essverhalten verändert. Depressive Menschen haben weniger Antrieb und können sich deswegen nicht mit so viel Energie und Interesse der Nahrungszubereitung zuwenden. Sie kochen daher möglicherweise nicht selbst, sondern suchen eher ein Fast-Food-Restaurant auf. Da sie gutes Essen nicht genießen können, greifen sie eher zu günstigen Alternativen. Wir wissen also nicht, ob der Vitaminmangel bei depressiven Menschen nicht teilweise darauf zurückzuführen ist, dass sie wegen ihrer Depression weniger gesund essen. Depressive Patienten suchen sich häufig Nahrungsmittel mit einem hohen Gehalt an Fett, Zucker und Salz aus. Diese Verhaltensweise könnte erklären, warum eine Depression häufig mit Übergewicht, Diabetes und Herzinfarkt einhergehen kann, obwohl bei der nicht saisonal bedingten Depression typischerweise eine Appetitminderung besteht.

Schließlich darf nicht außer Acht gelassen werden, dass möglicherweise auch soziale Faktoren sowohl für schlechte Ernährung als auch für depressive Symptome verantwortlich sein könnten. Als Beispiel sei hier die Arbeitslosigkeit genannt. Arbeitslosigkeit führt sowohl zu einer depressiven Entwicklung, weil das Selbstvertrauen sinkt und häufig ein sozialer Rückzug erfolgt, als auch zu Armut, sodass Arbeitslose sich in der Regel kein qualitativ hochwertiges Essen leisten können. Trotz aller Erkenntnisse über die Zusammenhänge zwischen Depressivität und Ernährung sollten wir nicht vergessen, dass wir die Ursachen in vielen Fällen noch nicht ausreichend verstehen.

Übergewicht und Depression

Im Winter, wenn man sich weniger bewegt, mehr fernsieht und dabei eventuell noch Chips und Erdnüsschen konsumiert, ist das Risiko gegeben, Gewicht zuzulegen. Dieses sich häufig im Winter ansammelnde Mehrgewicht wird im Volksmund als »Winterspeck« bezeichnet.

Die Beziehung zwischen Depression und Übergewicht konnte in zahlreichen Untersuchungen belegt werden. Für übergewichtige Menschen wurde ein – verglichen mit der Gesamtbevölkerung – um etwa 50 Prozent erhöhtes Risiko für die Entwicklung einer Depression festgestellt. Die genauen Ursachen für das häufige gemeinsame Auftreten beider Erkrankungen können bisher nicht mit letzter Sicherheit benannt werden. In der Literatur werden jedoch verschiedene Mechanismen und Risikofaktoren für die Ausbildung einer Depression bei übergewichtigen Patienten diskutiert. Übergewicht und Adipositas können zu Erhöhungen der Produktion bestimmter Botenstoffe des Immunsystems führen. Das kann depressive Symptome hervorrufen. Außerdem kann Übergewicht zu Einschränkungen der Beweglichkeit im Alltag führen. Die dadurch verminderte körperliche Aktivität kann ihrerseits wiederum mit depressiven Symptomen assoziiert sein. Die Stärke des Zusammenhangs kann unter anderem vom Schweregrad des Übergewichts abhängig sein. Depressive Symptome können natürlich auch durch eine verstärkte Unzufriedenheit mit dem eigenen körperlichen Erscheinungsbild begünstigt werden. Sorgen bezüglich des Körpergewichts und des Aussehens werden außerdem über eine gesellschaftliche Stigmatisierung vermittelt. Das heißt, dass übergewichtigen und adipösen Menschen Eigenschaften zugeschrieben werden, die nicht stimmen. So fallen adipöse Menschen häufig Stereotypen zum

Opfer, die ihnen Eigenschaften wie Langsamkeit, Faulheit, Willensschwäche oder Dummheit zuweisen. Ausgangspunkt dieser Vorurteile ist oftmals eine Überbewertung der Eigenverantwortlichkeit für das Übergewicht. Die Ursachen für Adipositas werden als kontrollierbar angesehen. So kommt es leicht zu Hänseleien in der Kindheit oder Diskriminierung bei Erwachsenen, was wiederum ein vermindertes Selbstbewusstsein und gedrücktes psychisches Befinden mit depressiven Symptomen zur Folge haben kann.

Im Umkehrschluss kann eine Gewichtsabnahme zu einer Besserung der Stimmung oder der depressiven Symptomatik führen. Hierzu ist allerdings einschränkend zu sagen, dass Menschen, die depressiv und übergewichtig sind, es häufig nicht schaffen abzunehmen. Bei der Anwendung strenger Diäten oder bei operativen Therapieverfahren gegen die Adipositas wie der Magenverkleinerung kann es sein, dass sich eine depressive Symptomatik verstärkt oder erstmalig auftritt. Mehrfache Versuche, Gewicht zu verlieren, führen nicht selten zu Gewichtsschwankungen, die sogar mit einer Überschreitung des Ausgangsgewichts verbunden sein können. Dieser »Jojo-Effekt« trägt nicht selten zu körperlichen Erkrankungen und zur Verschlimmerung psychischer Probleme bei. Wiederholte Diäten können außerdem zur sogenannten Binge-Eating-Störung (BES) führen. Das ist eine Erkrankung, bei der man regelrechte Fressanfälle bekommt. In der klinischen Praxis hat es sich deswegen bewährt, keine zu rasante Gewichtsabnahme ins Auge zu fassen, sondern Lebens- und Essgewohnheiten umzustellen. So kann zum Beispiel mehr Sport getrieben werden; eine ballaststoff- und vitaminreiche Ernährung mit mehr Obst und Gemüse ist ebenfalls sinnvoll. Meist stellt sich dann eine ganz allmähliche Gewichtsreduktion ein. Für viele Patienten ist auch schon das Beibehalten eines bestimmten Körpergewichts ein Erfolg.

Übergewicht kann also zu einer depressiven Entwicklung führen und die Gewichtsabnahme kann positive Effekte haben. Kann jedoch im Umkehrschluss auch eine Depression die Ursache für Übergewicht sein? Diese Frage ist für die Winterdepression besonders wichtig, da diese mit vermehrtem Appetit einhergeht. Gewichtszunahme und Adipositas können bei depressiven Patienten nicht nur als Folge der Krankheit, sondern auch als Folge einer Therapie mit einem Antidepressivum (siehe Kapitel 5) auftreten. Ob die Gewichtszunahme Folge der Krankheit oder eines Antidepressivums ist, ist gerade bei der Winterdepression im Einzelfall schwer zu sagen. Auch die Besserung nach einer Depression, wenn man wieder Freude am Leben und am Essen hat, kann mit Appetit- und Gewichtszunahme einhergehen. Das heißt, dass eine Depression auf dreierlei Wegen zu Übergewicht und Adipositas führen kann: Erstens kann der vermehrte Appetit Symptom der Erkrankung sein, zweitens kann ein Antidepressivum als Nebenwirkung zur Gewichtszunahme führen und drittens kann allein die Besserung der Depression zu vermehrtem Appetit, Übergewicht und Adipositas führen.

Übergewicht und Depression können sich also gegenseitig bedingen. Ist man übergewichtig, sollte man zunächst einmal versuchen, langsam durch Veränderung des Lebensstils und der Nahrungszusammensetzung abzunehmen oder zumindest nicht weiter zuzunehmen. Radikale Diäten können zum Jojo-Effekt mit letztlich noch höherem Körpergewicht führen oder ein auslösender Faktor für eine Depression sein.

Das Essverhalten kann jedoch nicht nur schädlich, sondern auch ein wichtiger Helfer bei der Bekämpfung einer Depression sein. Im Folgenden sind Inhaltsstoffe aufgelistet, die bei Depressionen unterstützen können.

Vitamin D in der Nahrung

Vitamin D kommt als Vitamin D2 und Vitamin D3 vor. Vitamin D3 wird unter gesunden Bedingungen und bei ausreichend Sonnenlicht vom Körper selbst produziert. Daher ist Vitamin D3 kein »echtes« Vitamin, denn definitionsgemäß sind Vitamine lebenswichtige Stoffe, die der Körper nicht selbst bilden kann und die deswegen mit der Nahrung zugeführt werden müssen. Im Winter, wenn es an Sonnenlicht fehlt, kann es sein, dass dem Körper Vitamin D zugeführt werden muss, damit es in ausreichendem Maße vorhanden ist. Dies kann Vitamin D2 oder Vitamin D3 sein.

Vitamin D ist fettlöslich. Es wird daher zusammen mit Fett über den Dünndarm aufgenommen. Sehr viel Vitamin D ist in Lebertran enthalten, der aus der Leber von Kabeljau, Dorsch, bestimmten Haiarten und Schellfisch durch Pressen oder Erwärmen gewonnen wird. Relativ viel Vitamin D enthalten außerdem verschiedene Fettfisch- und Aalsorten. Außerdem ist auch in Butter und einigen Käsesorten Vitamin D enthalten. Der Tagesbedarf liegt zwischen 7 und 10 µg. Er ist enthalten in etwa 50 g Aal, 100 g Fettfisch oder 100 g Butter oder Käse.

Pflanzen bilden Vitamin D2 und kein Vitamin D3. Vitamin D2 ist in Pilzen, Spinat, einigen Kohlarten und Hefe enthalten. Die allermeisten pflanzlichen Lebensmittel enthalten jedoch kein Vitamin D. Vitamin D hat aber noch eine Vielzahl weiterer positiver Wirkungen für den Körper: Es wirkt gegen eine Reihe von Krebsarten wie Brust-, Eierstock-, Prostata-, Darm-, Leber- und Hautkrebs. Vitamin D hilft bei Schuppenflechte, die häufig mit einer depressiven Symptomatik einhergeht. Es hat Wirkungen gegen Diabetes mellitus, verschiedene Herzkrankheiten und Bluthochdruck.

Besonders interessant für die Behandlung des Winterblues und der Winterdepression ist, dass es entzündungshemmend bei Autoimmunerkrankungen ist, was sich wiederum positiv auf den Serotoninspiegel auswirken könnte (siehe Kapitel 3). Vitamin D könnte also über seine immunologischen Eigenschaften die Entstehung einer Winterdepression verhindern. Es gibt mittlerweile einige Studien, die belegen, dass Vitamin D entweder in Kapseln oder durch den Verzehr von Aal oder Fettfisch gegen eine Depression und auch gegen eine Winterdepression wirkt.

Mehrfach ungesättigte Fettsäuren

Aus den letzten Jahren liegen mehrere Studien vor, die sich mit der Frage beschäftigt haben, ob mehrfach ungesättigte Fettsäuren (englisch: polyunsaturated fatty acids, abgekürzt PUFAs), wie sie beispielsweise in Fisch vorkommen, vorbeugend oder sogar therapeutisch gegen eine Depression wirken. Anlass für diese Überlegung war, dass es in Ländern mit hohem Fischkonsum wie Japan sehr niedrige Depressionsraten gibt. Außerdem haben Depressive im Durchschnitt niedrigere Konzentrationen mehrfach ungesättigter Fettsäuren im Blut als gesunde Menschen. In den Studien konnte gezeigt werden, dass diese mehrfach ungesättigten Fettsäuren tatsächlich gegen Depressionen wirken, wenn man sie prophylaktisch oder therapeutisch verabreicht. Es gibt Hinweise darauf, dass sie dies über eine Beeinflussung des Serotoninsystems tun, das eine wichtige Rolle in der Entstehung einer Depression spielt.

Vor allem für die Eicosapentaensäure, die zur Klasse der Omega-3-Fettsäuren unter den mehrfach ungesättigen Fettsäuren gehört, gibt es gute wissenschaftlich Belege, dass sie gegen Depressionen, aber auch gegen Angsterkrankungen wirkt und zur Stimmungsaufhellung sowie zur Entstehung positiver Emotionen führt. Sie ist vor allem in fetten Seefischen wie Lachs oder Atlantischem Hering vorhanden. Eicosapentaensäure wird für viele Funktionen des Stoffwechsels und eine Reihe von Körperfunktionen benötigt. So spielt sie eine wichtige Rolle für das Immunsystem, die Blutgerinnung und die Regulation von Blutdruck und Herzfrequenz. Sie besitzt eine positive Wirkung bei verschiedenen Herzerkrankungen. Da die Aufnahme von mehrfach ungesättigten Omega-3-Fettsäuren wie der Eicosapentaensäure in Europa deutlich unter den Empfehlungen liegt, wird Eicosapentaensäure in Form von Kapseln sowie angereicherten Lebensmitteln angeboten. Diese sind in der Apotheke oder über das Internet zu beziehen.

Diätempfehlungen gegen Winterblues und Winterdepression

- Fast Food und Gewichtszunahme vermeiden
- Verzehr frisch zubereiteter Speisen
- Vitamin D (Lebertran, Fettfische, Aal)
- Eicosapentaensäure (Lachs, Atlantischer Hering)

Musik therapeutisch einsetzen

Musik halte ich für eine wichtige und wirksame Methode, mit schwierigen Phasen im Leben zurechtzukommen. Deswegen wird sie auch in der Musiktherapie gezielt eingesetzt. Viele Kliniken, nicht nur psychiatrische oder psychotherapeutische Kliniken, bieten Musiktherapie an. Diese professionelle Hilfe ist sehr wertvoll. Ich denke allerdings, dass man gerade beim Winterblues zunächst einmal selbst versuchen kann, Musik therapeutisch bei sich anzuwenden. Dazu möchte ich versuchen, die Vorgehensweise in der Musiktherapie für die Selbsthilfe zugänglich zu machen.

Bereits in altsteinzeitlichen Kulturen wurde Musik therapeutisch angewendet. Krankheiten, die sich nicht aus offensichtlichen Zusammenhängen erklären ließen, wurden als von übernatürlichen, mitunter bösen Geistern verursacht angesehen. Die Menschen dachten damals, nur eine Kraft, die ebenso in diesen übernatürlichen Sphären wirke, könne den Menschen von Krankheit befreien. In vor- und frühgeschichtlichen Gesellschaften nahmen Betroffene und deren Angehörige bei Krankheiten die Hilfe eines Schamanen in Anspruch, von dem man glaubte, dass er mit Geistern und Göttern kommunizieren, Böses bekämpfen und es verdrängen könne. Bis in die frühe griechische Antike war Musik wegen ihrer magisch-mythischen Wirkung in Heilrituale fest eingebunden.

Im Alten Testament, genauer gesagt im ersten Buch Samuel, findet sich bereits die Beschreibung einer musiktherapeutischen Anwendung und zwar in einer Erzählung über König Saul, der etwa um 1000 v. Chr. lebte und der erste König Israels war. König Saul, heißt es dort, sei von einem bösen Geist gequält worden. Er habe daraufhin nach David geschickt, der ihn von seinen Beschwerden mithilfe des Zitherspiels befreit habe. Sooft ein böser Geist Saul überfiel, habe David die Zither genommen und darauf gespielt. Im Alten Testament heißt es: »Dann fühlte sich Saul erleichtert, es ging ihm wieder gut, und der böse Geist wich von ihm.« (1. Buch Samuel, Kapitel 16, Vers 23) Dieses Motiv wurde in Texten von Medizinern und Gelehrten im Mittelalter vielfach aufgegriffen und überliefert als positives Beispiel der Heilwirkung von Musik. Mit dem Beginn der Neuzeit begann man zunehmend über den biblischen Text hinaus die Krankheit König Sauls als Melancholie zu interpretieren und die heilende Wirkung der Musik unabhängig von ihrer Wirkung auf böse Geister zu sehen.

Von einem antiken Gelehrten, Pythagoras von Samos, der 570 bis 510 v. Chr. lebte und sehr rational dachte, ist überliefert, dass er zur Lyra, einer kleinen Harfe, griff, um sich in eine ruhige und entspannte Stimmung zu versetzen, wenn er trübe Gedanken hatte.

Jean Étienne Dominique Esquirol (1772-1840), einem der Mitbegründer der modernen Psychiatrie, verdanken wir die erste wissenschaftlich-empirische Untersuchung über die therapeutische Wirkung der Musik. 1838 berichtete er von »Experimenten«, die er an Patientinnen des *Hospice de la Salpêtrière* während der Jahre 1824 und 1825 durchgeführt hatte. Jeden Tag bekamen die erkrankten Frauen Töne oder Konzerte mit unterschiedlichen Instrumenten und Gesang, Tonarten, Rhythmen oder Stücken vorgespielt. Warum er den Einsatz von Musik für sinnvoll erachtete, erklärt er so: »Die Musik wirkt auf den Körper, da sie auf die nervösen Nerven einwirkt und die Zirkulation aktiviert; sie wirkt auf die Moral, indem sie die Aufmerksamkeit mit sanften Eindrücken und angenehmen Erinnerungen fesselt, sie regt die Vorstellungskraft und die Leidenschaften an.«

In der modernen therapeutischen Anwendung von Musik kann man die rezeptive und die aktive Musiktherapie unterscheiden, die jeweils in Einzel- und Gruppentherapie Anwendung finden kann. Bei der rezeptiven Musiktherapie wird dem Patienten live oder vom Tonträger Musik vorgespielt, die er aufnimmt und auf sich wirken lässt. Musik kann der Entspannung oder der Stimulation dienen. Außerdem ist sie in der Lage, Erinnerungen oder Assoziationen hervorzurufen, und zu weiteren künstlerischen Tätigkeiten wie Tanz oder Malen anzuregen. Wir modernen Menschen hören Musik oft nebenbei. Aber vielleicht haben wir gerade im Winter die Zeit, uns einmal ganz auf ein Musikstück einzulassen, nichts zu tun als zuzuhören und auszuprobieren, wie die Musik auf uns wirkt. Dies ist zu Hause möglich oder auch dadurch, dass man ein Konzert besucht. Wenn Sie herausgefunden haben, welche Musik entspannend oder stimulierend auf Sie wirkt, können Sie die Musik gezielt einsetzen.

Bei der aktiven Methode der Musiktherapie musiziert der Patient selbst, mit Instrumenten, seinen Händen oder der eigenen Stimme. Hierbei erlebt er den Ausdruck von Gefühlen, von Worten unabhängige Kommunikation und den Spaß am Musizieren. Für jeden von uns dürfte es etwas geben, mit dem wir musizieren können. Es gibt Singgruppen, die keine Vorausbildung voraussetzen, Trommelkurse und vieles mehr. Vielleicht haben Sie als Kind ein Instrument gelernt, das Sie seit dem Erwachsenenalter nicht mehr angefasst haben, oder Sie haben früher im Schulchor gesungen. Trauen Sie sich, das Instrument wieder in die Hand zu nehmen und darauf zu spielen. Vielleicht mussten Sie als Kind bestimmte Stücke spielen, die Ihnen nicht zusagten. Als Erwachsene haben Sie die Freiheit, die Musik zu machen, die Sie möchten und die ausdrückt, was Sie fühlen.

Bei psychischen Störungen dient die Musiktherapie dazu, starke Gefühle auszudrücken oder traumatische Erlebnisse zunächst ohne Worte mitzuteilen, um so relevante Themen aufzudecken. Beispiele für wichtige Themen in der Musiktherapie bei depressiven Störungen sind Leistungsorientierung, Harmoniestreben, Hilflosigkeit, Ausgeliefertsein, Aggression, Aggressionshemmung, Selbstbehauptung und Rücksichtnahme. Gruppentherapie kann bei Kontakt- und Beziehungsschwierigkeiten depressiver Patienten besonders günstig sein. Aber auch wenn man beispielsweise in einer Band spielt, kann man über die Musik viel ausdrücken. Dinge, die man nicht so offen und konkret erzählen würde, kann man auf einer abstrakten und doch emotionalen Ebene den anderen Musikern oder dem Publikum mitteilen.

Obwohl viel über die Musiktherapie bei Depressionen geschrieben wurde, ist die Studienlage bezüglich ihrer Wirksamkeit überschaubar. Erst in den letzten Jahren wurden durch Psychiater, Neurologen und Musiktherapeuten wissenschaftliche Untersuchungen zur Wirksamkeit und der Wirkweise der Musiktherapie vorgenommen. In den wenigen wissenschaftlichen Studien, die es zur Anwendung von Musiktherapie bei Depressionen gibt, sind die Vorgehensweisen sehr unterschiedlich. Es scheint keinen Einfluss auf die Wirksamkeit zu haben, ob klassische oder rhythmische, moderne Musik verwendet wurde. Meist wurden die Stücke vorgegeben, allerdings gibt es auch eine Studie, bei der die Patienten die Musik frei auswählen konnten, die sie während der Therapie hören wollten. Alle bisher publizierten Studien zur Wirkung der Musiktherapie bei Depressionen brachten ein positives Ergebnis – mit Ausnahme von zwei Studien, bei denen die Wirkung einer einzigen musiktherapeutischen Anwendung untersucht wurde. Man kann also davon ausgehen, dass Musiktherapie wirksam gegen Depression ist, wenn sie mehrfach angewendet wird.

Wenn Sie zusammen mit Freunden oder Bekannten ein Konzert besuchen oder wenn Sie sich in einem Chor, einer Band oder einem Orchester zum Musizieren treffen, so hat dies auch einen Gemeinschaftsaspekt und beugt dem sozialen Rückzug vor, den man häufig im Winter und bei depressiven Patienten findet. Nutzen Sie die Chance, im Anschluss an ein Konzert oder eine Probe den anderen oder einem Ihnen nahestehenden Menschen darüber zu berichten, was die Musik bei Ihnen ausgelöst hat, woran Sie gedacht haben, was Ihnen gefallen hat. In der Montagsvisite erzählen mir Patienten oft, dass sie am Wochenende ein Konzert besucht haben und was dieses Konzert bei Ihnen bewirkt hat. Häufig berichten sie, dass die Musik sie aufgewühlt hat oder dass sie zu weinen begonnen haben. Musik wirkt nicht so, dass sie schnell glücklich macht. Aber Musik bringt Bewegung in die Gefühlswelt. Sie stößt in der Seele Prozesse an und setzt Energien frei, die man für seinen Weg zur eigenen inneren Harmonie nutzen kann.

Ähnlich wie bei der Frage, wie viel Schlaf Ihnen guttut, sollten Sie selbst ausprobieren, welche Musik für Sie angenehm ist, welche Musikrichtung Ihnen hilft, zu entspannen und welche Sie motiviert, aktiv zu werden. Es ist beim Umgang mit Musik wichtig, viel auszuprobieren, Neues entdecken zu wollen und zu üben. Ich empfehle, ein schönes Stück oder ein Lied, das Sie begeistert, so oft zu hören, bis Sie die Musik und den Text ganz verstanden haben. Singen Sie es nach! Es wird Ihnen guttun. Wenn Sie für die Musik auch nur ein bisschen Aktivität aufbringen, bekommen Sie dafür sehr viel mehr Energie geschenkt.

- Finden Sie heraus, welche Musik Ihnen guttut.
- Musizieren oder singen Sie selbst.

Eine Musikrichtung, die sich unter anderem mit der Überwindung von Leid und schwierigen Lebenssituationen beschäftigt, ist der Blues. Das Wort »Blues« leitet sich von der bildhaften englischen Beschreibung »I've got the blues« beziehungsweise »I feel blue« ab, was übersetzt »Ich fühle mich traurig« heißt. Die Texte handeln häufig von Verbrechen, unerwiderter Liebe, Hunger, finanzieller Not, Spielsucht, Einsamkeit und Untreue. Die Musik zu diesen Texten ist aber teilweise heiter, und in die Texte, die von traurigen Lebenssituationen handeln, sind humorvolle Zeilen eingeflochten. Im Rahmen meines Medizinstudiums 1997 in Chicago habe ich den Blues lieben gelernt und spiele mit großer Freude in einer kleinen Bluesband namens »Stadtasyl« Klavier.

Die meisten Menschen spüren im Jahresverlauf Veränderungen an sich – deshalb ist es auch kein Wunder, dass dieses Thema auch in die Musik Eingang gefunden hat. So singt zum Beispiel Kokomo Arnold in seinem »Cold Winter Blues«:

»Now it's too cold to travel
And it's too cold to sleep outdoors.
When I was throwing with my summer money
I should have been buying my winter clothes.«

(Nun ist es zu kalt zum Reisen
Und zu kalt, um draußen zu schlafen.
Statt mein Geld im Sommer zu verschwenden
Hätte ich mir Winterkleider kaufen sollen.)

Das bedrohliche Wahrnehmen der winterlichen Kälte ist für Menschen, die unter einem Winterblues oder einer Winterdepression leiden, etwas Typisches. Auch Schuldgefühle – im Lied als Selbstvorwurf ausgedrückt – sind Anzeichen einer Depression.

Chris Rea geht in seinem »Deep Winter Blues« gleichfalls auf die Kälte ein. Außerdem spricht er das in diesem Buch bereits behandelte Thema Fast Food und die Sehnsucht nach dem Süden an:

»Freezin' rain that blows straight through your busted soul.
Fast food stinks and hangs in your coat as you try to take refuge from the brutal cold.
There's a place down south, where a warm sea breeze kisses your face.
Standing in freezing shoes, me and you, with the deep winter blues.«

(Überfrierender Regen, der direkt durch deine kaputte Seele bläst.
Fast Food stinkt und hängt in deinem Mantel, wenn du Zuflucht vor der brutalen Kälte suchst.
Unten im Süden gibt's einen Ort, wo die warme Seeluft dein Gesicht küsst.
Du und ich, wir stehen in eiskalten Schuhen im tiefen Winterblues.)

Auch der »Winter Time Blues« des Blues-Pianisten Big Maceo ist empfehlenswert. Sein Text beschreibt eine angespannte Beziehung im Vorfeld des nahenden Winterblues:

»Winter time is comin',
Gettin' colder every day,
While I done got tired
Of bein' treated this-a-way;
So tell me, baby,
Tell me what have you got to say;
You better say it now, baby,
And then I will be on my way.«

(Der Winter steht vor der Tür,
Jeden Tag wird es kälter,
Während ich müde geworden bin,
So behandelt zu werden.
Sag mir bitte, Baby,
Was du mir zu sagen hast.
Sag es mir besser jetzt, Baby,
Und dann gehe ich.)

Die Verzweiflung und die Problemthemen, die in diesen Zeilen zum Ausdruck kommen, sind typisch für den Winterblues und die Winterdepression. Trotzdem finden wir in der Musik und gerade im Blues auch eine Möglichkeit, uns mit unserer Traurigkeit wiederzufinden und verstanden zu fühlen – um mit unserem Leid nicht alleine zu sein.

Ihr Blues-Soundtrack für den Herbst und Winter

- Chris Rea: Deep Winter Blues
- Kokomo Arnold: Cold Winter Blues
- Big Maceo: Winter Time Blues

Religion und Spiritualität

Obwohl die Religion für die Lebensgestaltung vieler Menschen von großer Wichtigkeit ist, und obwohl sich auch viele Religionsvertreter tiefgreifende Gedanken um den Sinn und die Überwindung von Lebenskrisen und Depressionen machen und damit gute Erfolge erzielen, blenden viele Psychiater und Psychotherapeuten das Thema Religion weitgehend aus ihren therapeutischen Erwägungen aus. Im deutschen Sprachraum ist beispielsweise der Benediktinerpater Anselm Grün ein viel gelesener und empfehlenswerter Autor zu dieser Thematik.

Es gibt mittlerweile mehrere hundert wissenschaftliche Publikationen zur Beziehung von Depression und Religion. Die meisten Untersuchungen kommen zu dem Ergebnis, dass Religion ein Faktor ist, der vor Depression schützt. Bei religiösen Menschen tritt eine Depression seltener auf und verschwindet schneller als bei nicht religiösen Personen. Dies liegt möglicherweise daran, dass religiöser Glaube und religiöse Praktiken den Menschen helfen, mit stressreichen Erlebnissen besser umzugehen, und einen Sinn und Hoffnung im Leben geben. Die religiöse Gemeinschaft kann darüber hinaus den depressiv Erkrankten sozial auffangen und bei der Reintegration ins Leben helfen.

Ein kleiner Teil der Untersuchungen, etwa sechs Prozent, kommt allerdings zum umgekehrten Schluss, nämlich dass Religion zur Depression beiträgt. Wenn man der Frage nachgeht, warum Religion wohl den meisten Menschen hilft, einigen aber nicht, so zeigt sich, dass es Personengruppen gibt, die eher unter der Religion leiden, sodass diese bei der Depression keine Hilfe bieten kann. Das sind Menschen, die an den hohen ethischen und moralischen Standards der Religion scheitern oder sich durch diese abgelehnt fühlen. Man denke beispielsweise an homosexuelle Menschen, die in der katholischen Kirche für ihre Sexualität nicht die gleiche Wertschätzung durch das Sakrament der Ehe erfahren können wie heterosexuell veranlagte Christen. Ein zweiter wichtiger Aspekt ist die Motivation. Menschen, die aus sich heraus zur Religiosität und Spiritualität veranlagt sind, profitieren von der Religion. Menschen, die durch Tradition und familiäre Zwänge von außen zur Religion motiviert werden, ohne es selbst zu wollen, fühlen sich eher ihrer Freiheit beraubt und können so nicht profitieren. Das heißt, dass Religion und religiöse Gemeinschaft für diejenigen günstig sind, die der Religion positiv motiviert gegenüberstehen und sich nicht durch religiöse Vorschriften und Traditionen in moralische Standards gedrängt fühlen, die sie nicht erfüllen können.

In den letzten Jahrzehnten finden immer mehr religiöse Techniken aus Asien wie Yoga und spirituelle oder transzendentale Meditation Eingang in die Depressionstherapie. Aus meiner Sicht wird trotz dieser Integration fernöstlicher Techniken in die Psychotherapie das religiöse Potential unserer Kirchen vor Ort zu Unrecht sehr wenig genutzt. Gerade im Winter gibt es eine Vielzahl von religiösen Traditionen, die Struktur und Sinn im Leben geben können. Die Feierlichkeiten zu den Festen Allerheiligen und Allerseelen am ersten und zweiten November thematisieren den Verlust und den Abschied von Verstorbenen und geben Vorbilder an die Hand, mit schwierigen Situationen im Leben umzugehen. In den vier Wochen vor Weihnachten feiern die christlichen Kirchen die Adventszeit, die nicht als Zeit des Plätzchenessens und Feierns gedacht ist, sondern als eine Zeit des Fastens und des Nachdenkens über den eigenen Lebensweg. Sie könnten einmal ausprobieren, ob religiös motiviertes oder spirituell begleitetes Fasten in der Adventszeit für Sie nicht eine beglückendere Erfahrung ist als eine lediglich auf das Körpergewicht fixierte Diät gegen den Winterspeck. Informationen zu für Sie passenden kirchlichen Angeboten erhalten Sie bei den Seelsorgern der Kirchen und in Klöstern.

Manche Patienten in unserer Klinik in Leipzig haben erstmalig während eines stationären Aufenthaltes intensiven und persönlichen Kontakt mit einem Seelsorger. Fast jede Klinik hat einen zuständigen Krankenhausseelsorger.

Es gibt Themen, die Sie vielleicht nicht mit Ihrem Psychiater oder Psychotherapeuten besprechen wollen; Themen, bei denen Sie merken, dass Ihr Psychiater oder Psychotherapeut sie nicht für wichtig hält, obwohl Sie denken, dass sie für Sie und Ihr Leben entscheidend sind. Für solche Themen haben Krankenhausseelsorger häufig ein offenes Ohr. Denn meist sind sie viele Jahre an einem Krankenhaus tätig, sind erfahren im Umgang mit depressiven Menschen und thematisch weniger festgelegt als die Therapeuten, die vor allem das im Blick haben, was für die aktuelle Therapie wichtig ist.

- Seelsorger haben meist ein offenes Ohr für Themen, die Sie bewegen.

Ich möchte den Menschen mit Winterdepression, die sich durch die Religion nicht eingeschränkt oder ausgegrenzt fühlen, empfehlen, es einmal auszuprobieren, sich in der Winterzeit am religiösen Leben zu beteiligen. Sie können in unseren Kirchen Sinn im Leben, Hilfe beim Umgang mit schwierigen Situationen und Gemeinschaft erfahren.

Sport und Bewegung gegen den Winterblues

Mit der Wirkung von Sport verhält es sich in etwa so wie mit dem Effekt von Musik und der Religion auf eine Depression. Viele Studien zeigen positive Effekte. Sport wirkt zwar meistens, aber nicht bei jedem Betroffenen, sodass man selbst ausprobieren muss, ob einem die zusätzliche Bewegung guttut.

Im Fall der Winterdepression kann man Sport bevorzugt zu Zeiten, zu denen es hell ist, im Freien betreiben, um eine »natürliche« Lichttherapie zu erhalten. Schon eine Stunde Spazierengehen am Tag reicht aus, um das winterliche Stimmungstief entscheidend zu verbessern. Nicht nur, dass viele Menschen sich durch Sport körperlich besser, ausgeglichener und besser gelaunt fühlen, der Sport im Freien hat wahrscheinlich auch eine Wirkung auf das winterliche Stimmungstief, nicht nur bei Patienten, die an einer Winterdepression erkrankt sind. Betroffene von Winterdepression und Winterblues profitieren vor allem davon, nach dem Aufstehen eine Stunde spazieren zu gehen, um gleich am Morgen ihre übermäßige und zu Müdigkeit und Energielosigkeit führende Melatoninsekretion durch Ausnutzung der ersten Lichtstrahlen des Tages zu unterdrücken.

Ich habe schon mehrfach angesprochen, wie wichtig für uns Menschen der soziale Kontakt ist, der bei Teamsportarten ein zentraler Aspekt ist. Egal ob es sich um gemeinsames Musizieren, religiöse oder sportliche Aktivitäten handelt, entscheidend ist, dass man dabei unter Menschen kommt. So kann dem sozialen Rückzug vorgebeugt werden.

Ein weiterer wesentlicher Aspekt des Sports ist, dass er prophylaktisch gegen Erkrankungen hilft, die häufig als Folge einer Depression oder mit der Depression zusammen auftreten, zum Beispiel Übergewicht, Bluthochdruck, Diabetes und Herzinfarkt. Es ist also empfehlenswert, Sport zu treiben, auch wenn noch nicht mit Sicherheit geklärt ist, ob und wie Sport auf die Depression wirkt.

Entspannung

Depressive Menschen leiden häufig unter einer unangenehmen Daueranspannung, die wiederum zu Schlafstörungen und Ängsten führen kann. Bewährte Entspannungsverfahren sind die Progressive Muskelentspannung, Autogenes Training und Yoga. Am einfachsten ist unter diesen Möglichkeiten die Progressive Muskelentspannung zu erlernen. Wie auch Yoga und Autogenes Training werden Kurse in dieser Technik von einer Reihe von Vereinen, Volkshochschulen und Erwachsenenbildungseinrichtungen angeboten. Um gegen Winterblues und Winterdepression etwas auszurichten, sollten Sie jedoch nicht erst im Winter mit dem Erlernen eines Entspannungsverfahrens beginnen.

- Entspannungstechniken helfen am besten, wenn sie regelmäßig trainiert werden.

Die Progressive Muskelentspannung hat den Vorteil, dass sie jederzeit angewendet werden kann. Wenn man beispielsweise in einer nervenaufreibenden oder in einer langweiligen Besprechung sitzt, kann man durch die Anspannung und Entspannung verschiedene Muskelgruppen und sich selbst in einen entspannten Zustand bringen. Es ist häufig nicht wichtig, einen ganz tiefen Grad der Entspannung zu erreichen, sondern vor allem in aufregenden oder zermürbenden Situationen entspannt zu bleiben, also die Spitzen der alltäglichen Anspannung abzufangen.

5. Wenn es alleine nicht mehr geht – Informationen zu professioneller Hilfe bei Winterdepressionen

Psychopharmaka

100 Milliarden Nervenzellen können in unserem Gehirn miteinander in Kontakt treten, damit wir die Sinneseindrücke verarbeiten, denken und Dinge behalten können. Dazu haben die Nerven untereinander Kontaktstellen, die sogenannten Synapsen. An den Synapsen schüttet eine Nervenzelle biochemische Botenstoffe aus, die von einer anderen Nervenzelle erkannt werden können. Diese zweite Nervenzelle kann den Botenstoff deswegen erkennen, weil sie Rezeptoren auf ihrer Oberfläche hat. Psychopharmaka, zu denen die Antidepressiva zählen, wirken so, dass sie entweder die Konzentration von Botenstoffen im Bereich der Synapsen erhöhen oder erniedrigen oder dass sie Rezeptoren für Botenstoffe blockieren.

Gegen Depressionen werden nicht nur Antidepressiva eingesetzt. Im folgenden Infokasten finden Sie zusammengefasst einige Informationen zu den unterschiedlichen Psychopharmaka, die bei einer Winterdepression möglicherweise angewendet werden können.

Antidepressiva: Antidepressiva wirken bei depressiven Syndromen in unterschiedlichem Maße stimmungsaufhellend und antriebsverbessernd. Schwere

Depressionen sind ohne Antidepressivum nicht behandelbar, und der Verzicht auf ein Antidepressivum wäre in diesem Fall ein Kunstfehler. Auch bei der Winterdepression sollten Antidepressiva zum Einsatz kommen, wenn eine schwere depressive Symptomatik besteht. Die Entdeckung der Antidepressiva hat dazu geführt, dass Depressionen heute mit sehr guten Erfolgsaussichten therapiert werden können. Durch die Antidepressiva können die meisten depressiven Patienten wieder den Platz in ihrer Familie, der Gesellschaft und im Arbeitsleben einnehmen, den sie vor der Erkrankung hatten.

Manche Antidepressiva wirken auch sedierend, das heißt, dass einige von ihnen müde machen und beruhigen können. Außerdem wirken sie angstlösend. Deshalb werden sie auch bei Angststörungen eingesetzt. Zusätzlich sind sie aber noch bei einer Reihe weiterer Störungsbilder wirksam, zum Beispiel bei Zwangsstörungen oder dem Posttraumatischen Belastungssyndrom. Antidepressiva machen nicht abhängig und sie verändern auch nicht die Persönlichkeit eines Menschen.

Phasenprophylaktika: Eine andere Gruppe von Psychopharmaka sind die Phasenprophylaktika. Das bekannteste ist das Lithium. Phasenprophylaktika werden verschrieben, um zu verhindern, dass depressive Phasen erneut auftreten. Sie werden außerdem bei der sogenannten bipolaren Störung verschrieben. Die bipolare Störung ist durch das Auftreten depressiver und manischer Phasen gekennzeichnet, wobei die manische Phase als das Gegenteil der Depression erscheint: Die betroffenen Personen zeigen erhöhten Rededrang, vermehrten Antrieb, ein gesteigertes sexuelles Interesse, geben viel Geld aus und sind sozial umtriebig. Da die Phasenprophylaktika sowohl gegen eine depressive als auch gegen eine manische Stimmung wirken, werden sie auch als Stimmungsstabilisierer bezeichnet. Eine Winterdepression kann auch im Rahmen einer bipolaren Störung auftreten, wie dies im dritten Betroffenenbericht in Kapitel 2 veranschaulicht wurde. Dabei treten im Winter häufig depressive Phasen auf, auf die im Frühling oder Sommer manische Phasen folgen. Hier wären Stimmungsstabilisierer Medikamente, die zur Behandlung in Frage kämen.

Neuroleptika: Neuroleptika, die auch Antipsychotika genannt werden, werden in erster Linie zur Behandlung der Schizophrenie verordnet. Einige neuere Neuroleptika werden jedoch auch als Stimmungsstabilisierer eingesetzt, und könnten somit bei saisonal abhängigen depressiven Phasen als Arzneimittel in Frage kommen.

Benzodiazepine: Diese Beruhigungsmittel, die auch als Schlaftabletten verwendet werden, sollten nur bei akuter Suizidgefahr und bei anderen psychiatrischen Notfällen eingesetzt werden. Suizidgedanken können auch im Rahmen einer Winterdepression auftreten. Leider wurden in den letzten Jahrzehnten Benzodiazepine häufig unkritisch verschrieben, sodass es viele psychisch kranke Patienten gibt, bei denen eine Benzodiazepinabhängigkeit besteht, die teilweise durch den Arzt mitverschuldet ist.

Antidementiva: Die Antidementiva werden, wie der Name schon sagt, bei dementiellen Erkrankungen, vor allem bei der Demenz vom Typ Alzheimer eingesetzt. Demenzen sind Erkrankungen, bei denen die geistige Leistungsfähigkeit und das Gedächtnis immer weiter nachlassen. Manche Patienten klagen im Rahmen einer Depression über Gedächtnisstörungen. Dann spricht man von einer »Pseudodemenz«. In diesem Falle nützen Antidementiva nichts. Für den Arzt oder Psychiater ist diese Unterscheidung nicht immer einfach.

Stimulanzien: Schließlich gibt es in der psychiatrischen Pharmakotherapie noch die Stimulanzien, die bei Erkrankungen des Schlaf-Wach-Rhythmus wie der Narkolepsie eingesetzt werden. Dies ist eine Erkrankung mit erhöhter Müdigkeit am Tage, bei der die Patienten tagsüber immer wieder einschlafen, ohne dass sie sich dagegen wehren könnten. Außerdem werden Stimulanzien bei der Aufmerksamkeitsdefizit-Hyperaktivitätsstörung (ADHS) eingesetzt. Patienten mit ADHS sind in der Kindheit krankhaft zappelig und unkonzentriert. Im Erwachsenenalter stehen häufig Stimmungsschwankungen, große Impulsivität und depressive Symptome im Vordergrund. Bei einigen Patienten mit Winterdepression habe ich aufgrund der erhöhten Tagesmüdigkeit auch schon Stimulanzien eingesetzt. Das kann ich jedoch nicht allgemein empfehlen, weil diese Mittel in dieser Indikation nicht zugelassen sind und deshalb die Krankenkasse möglicherweise das Medikament nicht bezahlt. Bei manchen Patienten, die mit einer Depression zu mir kommen, besteht eigentlich ein ADHS, das nicht erkannt und nicht behandelt wurde, sodass sich eine depressive Symptomatik eingestellt hat. Solchen Patienten konnten wir gut helfen, wenn wir die zugrunde liegende Krankheit, das ADHS, mit Stimulanzien behandelt haben. In diesem Falle war die depressive Symptomatik nur Ausdruck einer anderen Grunderkrankung.

Was machen Psychopharmaka mit mir und meinem Körper?

Wenn man über Psychopharmaka nachdenkt, so sind zwei Fragen wesentlich. Die erste Frage ist: Was macht das Psychopharmakon mit unserem Körper? Die zweite ebenso wichtige Frage ist: Was macht unser Körper mit dem Psychopharmakon?

Bei der Frage, was ein Medikament mit dem Körper macht, geht es beispielsweise um das Wirkprofil. Das Wirkprofil der Antidepressiva haben wir bereits kennengelernt, sie wirken stimmungsaufhellend, angstlösend und antriebssteigernd. Medikamente haben aber nicht nur Wirkungen, sondern auch Nebenwirkungen. Diese sind häufig unerwünscht, zum Teil kann man sie aber auch positiv nutzen. Beispielsweise kann man ein Antidepressivum, das müde macht, am Abend geben, um gleichzeitig zur Depression auch den Schlaf zu verbessern.

Die meisten Antidepressiva hemmen die Wiederaufnahme von Serotonin, Noradrenalin oder Dopamin aus dem synaptischen Spalt. Dabei kommt es auf die Dosis an. Das Antidepressivum Venlafaxin beispielsweise hemmt in niedrigeren Dosen nur die Serotonin-Rückaufnahme, in höheren Dosen aber auch die Noradrenalin-Rückaufnahme. Manche Nebenwirkungen treten vor allem bei der Anwendung geringer Mengen auf. Das Antidepressivum Mirtazapin führt beispielsweise in niedrigen Dosen zu Müdigkeit und Gewichtszunahme, sodass eine Steigerung der Dosis möglicherweise diese Nebenwirkungen beseitigt.

Was macht unser Körper mit dem Medikament?

Manche Antidepressiva werden nur zu einem Teil aus dem Darm in die Blutbahn aufgenommen. Andere werden zwar gut aufgenommen, dann aber zu einem Großteil direkt in der Leber abgebaut. Die sogenannte Bioverfügbarkeit gibt darüber Auskunft, welcher Anteil eines Medikamentes, das geschluckt oder gespritzt wird, tatsächlich im Blut ankommt. Wenn es im Blut ist, ist es noch lange nicht im Gehirn, wo es eigentlich wirken soll. Das Gehirn ist durch die Blut-Hirn-Schranke vor Fremdstoffen im Blut geschützt. Deswegen ist von großem Interesse, wie gut das entsprechende Medikament diese Schranke passieren kann. Diesbezüglich bestehen große individuelle Unterschiede. Und schließlich spielen auch der Abbauweg und die Abbaugeschwindigkeit eine große Rolle. Die meisten Antidepressiva werden über Leber und Niere abgebaut und ausgeschieden. Es ist wichtig zu wissen, über welches Organ ein Medikament abgebaut wird. Wenn beispielsweise ein Patient eine Lebererkrankung hat, sollte man ihm ein Medikament geben, das vornehmlich über die Niere abgebaut und ausgeschieden wird oder die Dosis entsprechend anpassen. Nicht selten nehmen gerade ältere Patienten mehrere Medikamente ein, die vom selben Organ abgebaut werden oder die sich gegenseitig in ihrem Abbau beeinflussen. Dann kann es zu gefährlichen Konzentrationssteigerungen oder -abfällen eines Medikamentes und daraus resultierenden Wechselwirkungen zwischen den Medikamenten kommen. Wechselwirkungen treten aber auch auf, wenn zwei Medikamente auf ein System wirken, wie zum Beispiel das Serotoninsystem. Hierauf wirken viele Antidepressiva, aber auch viele Migränemittel. Darauf muss der Arzt achten. Es ist deshalb wichtig, einem Arzt, der Ihnen ein Psychopharmakon verschreibt, mitzuteilen, welche weiteren Medikamente Sie einnehmen.

Wichtige Fragen hinsichtlich eines Psychopharmakons

- Welche Wirkungen hat es?
- Welche Nebenwirkungen hat es?
- Wie ist der Wirkmechanismus?
- Welche Wirkung oder Nebenwirkung tritt in welcher Dosis auf?
- Wie wird ein Medikament aus dem Darm aufgenommen?
- Wie gut gelangt es ins Gehirn?
- Wie und wie schnell wird es abgebaut?
- Gibt es Wechselwirkungen mit anderen Medikamenten?

Therapie mit Antidepressiva

Ein guter Arzt wird nicht einfach ein Antidepressivum verordnen, sondern es sollten einige Therapieprinzipien für die Behandlung mit Antidepressiva eingehalten werden. Dazu gehört, dass die Verordnung von Antidepressiva im Rahmen eines Gesamtbehandlungsplans erfolgt. Ein Antidepressivum kann zwar die Hauptsäule der Depressionsbehandlung darstellen, aber es müssen die Rahmenbedingungen wie Arztbesuche, die Einnahmezeitpunkte und zusätzliche Therapien wie Psychotherapie, Ergotherapie, Physiotherapie und Musiktherapie mitbedacht werden.

Als Patient haben Sie auch ein Recht darauf, dass Ihnen der Arzt Ihre Erkrankung und deren Behandlung verständlich erklärt. Idealerweise nennt er Ihnen verschiedene Möglichkeiten der Behandlung und Sie entscheiden sich gemeinsam für einen Behandlungsweg. Bei der Winterdepression könnte der Arzt empfehlen, erst einmal drei Wochen lang Lichttherapie zu probieren. Wenn diese wirkungslos bleibt, kann man immer noch auf ein Antidepressivum zurückgreifen. Sollte dies tatsächlich notwendig werden, können Sie Ihren Arzt nach den Wirkungen und Nebenwirkungen verschiedener Antidepressiva fragen, um sich schließlich gemeinsam für ein bestimmtes Medikament zu entscheiden.

Es wird immer wieder darüber diskutiert, ob Antidepressiva überhaupt in klinisch bedeutsamer Weise wirken. Diese Diskussion ist jedoch nicht sinnvoll, weil die Wirkung der Antidepressiva durch so viele tausende Studien belegt ist, dass an ihr kein Zweifel besteht. Allerdings ist es so, dass es statistisch einfacher ist, die Wirkung der Antidepressiva bei schweren Depressionen nachzuweisen als bei leichten Depressionen. Bei einer schweren Depression sollte man auf jeden Fall ein Antidepressivum verordnen, weil eine schwere Depression eine durch Suizid potentiell tödliche, mit Antidepressiva aber gut behandelbare Erkrankung ist.

- Mittelschwere und schwere Depressionen sollten mit einem Antidepressivum behandelt werden.

Wann sollte man keine Antidepressiva nehmen?

In einigen Fällen sollte man trotz einer schweren Winterdepression auf Antidepressiva verzichten. Gründe dafür sind beispielsweise eine bekannte Überempfindlichkeit gegen das konkrete Medikament oder auch gegen andere Inhaltsstoffe des Präparats. In den Tabletten sind nämlich nicht nur die Antidepressiva selbst, sondern auch eine Reihe von Zusatzstoffen, die dafür sorgen, dass die Tablette ihre Form bekommt, dass der Wirkstoff im Darm nur langsam abgegeben wird und dass das Medikament haltbarer ist. Antidepressiva sollten nicht gegeben werden, wenn eine akute Alkohol-, Schlafmittel-, Schmerzmittel- oder Psychopharmakavergiftung vorliegt. Es kann auch bei der vorschriftsmäßigen Einnahme von Schlafmitteln der Fall sein, dass sich die Wirkungen der Medikamente gegenseitig verstärken. Wenn man zu einem Schlafmittel noch ein Antidepressivum mit beruhigender Wirkung einnimmt, kann es zu einer Wechselwirkung kommen, sodass der Patient auch tagsüber müde ist.

Auch bei akuten Manien darf kein Antidepressivum verabreicht werden, weil Antidepressiva dazu führen können, dass eine Manie auftritt oder sich eine bestehende Manie verschlechtert. Von dieser Regel gibt es allerdings Ausnahmen. Nicht alle Antidepressiva erhöhen die Wahrscheinlichkeit für das Auftreten manischer Phasen in gleicher Weise.

Bei Leber- und Nierenerkrankungen kann es zu gefährlichen Anstiegen eines Medikamentes im Körper kommen, weil die Medikamente nicht mehr richtig abgebaut werden können. Wenn Sie eine Leber- oder Nierenerkrankung haben, und Ihr Hausarzt oder Psychiater überlegt, Ihnen ein Antidepressivum zu verschreiben, sollten Sie ihn darauf hinweisen, dass Sie an dieser Erkrankung leiden.

Psychotherapie

Allgemeines zur Psychotherapie

Wenn die Lichttherapie bei der Winterdepression nicht hilft, stellt auch die Psychotherapie neben der Behandlung mit Antidepressiva eine effektive Therapiemöglichkeit dar. Die hohe Wirksamkeit psychotherapeutischer Verfahren bei Depressionen, insbesondere der kognitiven Verhaltenstherapie und der tiefenpsychologisch orientierten Therapie, ist sehr gut belegt.

Leichte bis mittelschwere Depressionen können allein mit Psychotherapie behandelt werden. Bei schwer ausgeprägten depressiven Symptomen sind aber die Konzentrationsprobleme und die Neigung zum Grübeln bei den Betroffenen in der Regel so stark, dass man allein durch Psychotherapie keine Besserung erzielen kann. In diesem Fall ist eine Kombination von Psychotherapie und Antidepressiva sinnvoll.

Bei der Winterdepression kann die Psychotherapie sehr gut zusammen mit der Lichttherapie angewendet werden.

Außerdem können Elemente der Lichttherapie wie ein Spaziergang am Morgen gleichzeitig Elemente einer Verhaltenstherapie sein. Psychotherapie, Lichttherapie und antidepressive Therapie sind also keine sich ausschließenden Verfahren, sondern sie können gut kombiniert werden. Bei der Winterdepression sollte man allerdings mit einer allzu psychologischen Interpretation vorsichtig sein. Eine Psychotherapie der Winterdepression sollte vor allem dazu führen, die Betroffenen so weit zu aktivieren, dass sie möglichst viel Licht tanken können. Dies kann durch morgendliche Spaziergänge, Sport im Freien oder durch die Lichttherapie geschehen.

Einen wichtigen Anteil an der Wirksamkeit einer Psychotherapie hat vor allem die systematisch gestaltete therapeutische Beziehung. Sie wird von einer akzeptierenden, offen und aktiv zuhörenden und empathisch-einfühlenden Haltung des Arztes oder des Psychotherapeuten getragen.

Neben der therapeutischen Beziehung haben die verschiedenen Therapieverfahren einige Strategien gemeinsam: Zunächst erfolgt eine sogenannte »motivationale Klärung«. Das bedeutet, dass zunächst einmal in der Therapie herausgearbeitet wird, worunter Sie leiden, was Sie verändern möchten und wie viel Zeit und Kraft Sie bereit und in der Lage sind, für Veränderungen aufzubringen. Dann folgt die »Ressourcenaktivierung«. Ihre individuellen Stärken und Fähigkeiten werden im therapeutischen Prozess identifiziert und bewusst gemacht, damit Sie sie in der Therapie gezielt und optimal einsetzen können. In der sich anschließenden Problemaktualisierung werden Ihre ganz speziellen Probleme und Konflikte gezielt emotional und gedanklich bearbeitet. Es kann sein, dass der Therapeut dazu mit Ihnen Rollenspiele macht, in denen problematische Situationen dargestellt werden. Und schließlich geht es an die Problembewältigung, wo Sie lernen, wie Sie emotional und gedanklich mit Ihren Problemen am besten umgehen und sie lösen.

Wie in der Pharmakotherapie muss auch bei der Psychotherapie regelmäßig das Auftreten von Nebenwirkungen beachtet werden. Auch Psychotherapie kann Nebenwirkungen haben. Manchmal verschlechtert sich beispielsweise die Beziehung zu nahen Familienangehörigen, wenn man die Motive hinter den eigenen Verhaltensweisen und denen der anderen erkennt. Die Besprechung von Konflikten kann auch zu kurzfristigen Verschlechterungen der depressiven Symptomatik führen.

Psychotherapeutische Ansätze, die bei Winterdepression helfen können

Die *kognitive Verhaltenstherapie* geht von der Grundannahme aus, dass unsere Kognitionen – also unsere Gedanken, Einstellungen und Bewertungen – und unser Verhalten erlernt sind. Dass all das erlernt ist, bedeutet aber auch, dass wir es wieder verlernen beziehungsweise durch »Gegenlernen« abbauen können. Dies gilt auch für die erlernten »Überzeugungen«, die an der Entwicklung einer Depression beteiligt waren. Ziel der Verhaltenstherapie ist es, die erlernten Mechanismen zu erkennen und zu lernen, sich selbst besser zu kontrollieren und zu steuern.

Ein grundlegendes Lernprinzip beschreibt die »klassische Konditionierung«. Dieses Lernprinzip entdeckte Iwan Petrowitsch Pawlow (1849–1936), als er eine Klingel erschallen ließ, bevor er Hunden zu essen gab. Diese entwickelten dann bereits Speichelfluss, wenn sie nur die Klingel hörten, ohne dass man ihnen etwas zu fressen gab. Der Speichelfluss hat eigentlich gar nichts mit einem Klingelton zu tun. So kann auch Angstverhalten wie Zittern und Herzklopfen oder eine gedrückte Stimmung an bestimmte Reize gekoppelt werden. Wenn beispielsweise ein lieber Angehöriger an einem dunklen Herbsttag gestorben ist, kann es sein, dass man immer an genau diesem Kalendertag, immer im Herbst oder an dunklen Tagen traurig wird.

Ein anderes Prinzip der Verhaltenstherapie ist die Beobachtung, dass sich ein bestimmtes Verhalten verfestigt, wenn eine positive Reaktion darauf erfolgt, zum Beispiel eine Belohnung. Dies wird auch als positive Verstärkung bezeichnet. Wenn zum Beispiel ein Kind vor allem dann, wenn es Bauchschmerzen hat, übermäßig viel Zuwendung bekommt und nicht zur Schule muss, dann kann es sein, dass es immer häufiger sagt, es habe Bauchschmerzen, auch wenn diese vielleicht gar nicht so stark oder überhaupt nicht vorhanden sind, damit es getröstet, gestreichelt und von der Schule entlastet wird. Im späteren Leben kann das dazu führen, dass körperliche Symptome wie Bauchschmerzen eher dann empfunden und geäußert werden, wenn man das Bedürfnis nach Liebe und Entlastung hat.

Ein wichtiges Prinzip für die Bekämpfung der Winterdepression ist auch das sogenannte Lernen am Modell. Wir orientieren uns häufig am Beispiel von Vorbildern, die wir positiv wahrnehmen. Diese Erkenntnis ist wichtig für das Verhalten eines Arztes oder Psychotherapeuten. Wenn der Arzt oder der Psychotherapeut depressiv und ängstlich ist oder den Winter selbst als bedrückend und negativ empfindet, wird er Patienten kein Beispiel geben, an dem sie gute Stimmung und mutiges Auftreten lernen können.

Der amerikanischen Psychologe Martin Seligman beschrieb das Phänomen der erlernten Hilflosigkeit: Wurde eine Vermeidungsreaktion bei Tieren unterbunden, blieben diese später passiv, selbst wenn die Vermeidung wieder möglich war. Konkret hatte er in einem Labor Folgendes beobachtet: Hunde, die Stromschläge erhielten und dabei keine Fluchtmöglichkeit hatten, lernten, dass sie an der Situation nichts ändern konnten. Sie vermieden die Stromschläge auch später nicht, obwohl sie wieder die Möglichkeit zur Flucht gehabt hätten. Auf den Menschen übertragen bedeutet dies, dass wir durch die wiederholte Erfahrung der Unkontrollierbarkeit die Erwartung ausbilden, auch zukünftige Ereignisse seien unbeeinflussbar. So schränken wir unser Verhaltensrepertoire stark ein. Das sieht man in der Praxis oft. Menschen mit Depression berichten beispielsweise häufig, dass sie am Arbeitsplatz Probleme haben, die sie schon lange zu beheben versuchen. Dass ihnen das nicht gelungen sei, habe sie zunehmend resigniert und traurig werden lassen. Auch Menschen mit Winterdepression ergeben sich oft über Jahre hinweg hoffnungslos ihrem Schicksal, weil verschiedene Versuche, etwas dagegen zu unternehmen, ergebnislos blieben.

In der Verhaltenstherapie spielt das Erlernen von Entspannungs- und Angstbewältigungstechniken eine große Rolle. Die klassische Form der Angstbewältigung ist die systematische Desensibilisierung, bei der man eine Entspannungstechnik erlernt und sich systematisch mit Angstreizen konfrontiert, die mit der Zeit immer stärker werden. Bei einem Patienten mit Winterdepression könnte beispielsweise die Dunkelheit angstbesetzt sein. Dann könnte die Vorstellung von Dämmerung einen niedrigen Grad an Angst in einer Angsthierarchie auslösen, das Begehen eines unbekannten stockdusteren Raumes könnte die maximale Angst hervorrufen. Der Therapeut würde also, wenn der Patient ein Entspannungsverfahren erlernt hat, damit beginnen, dass sich der Patient vorstellt, es dämmert, und gleichzeitig versucht, sich zu entspannen. Ist diese Situation unter Entspannung angstfrei durchlaufen, kann zur nächstschwierigeren Situation übergegangen werden, bis der Patient sich schließlich unter Anwendung des Entspannungsverfahrens in einem absolut dunklen Raum angstfrei vortasten kann.

Bei der klassischen *psychoanalytischen Psychotherapie* liegt der Patient auf einer Couch, und die »Sitzungen« mit dem Analytiker finden mehrmals pro Woche und über einen längeren Zeitraum statt. Die *tiefenpsychologisch fundierte Psychotherapie* beruht auf den zentralen Grundannahmen und -prinzipien der Psychoanalyse, wird aber in der Regel im Sitzen, nur einmal in der Woche und über einen kürzeren Zeitraum durchgeführt.

Beiden Psychotherapieformen liegt die Annahme zugrunde, dass depressive Erkrankungen zu wesentlichen Teilen auf unbewussten inneren Abläufen beruhen, deren Wurzeln häufig in die Kindheit zurückreichen. Bei depressiven Menschen finden sich zum Beispiel Beziehungsunsicherheiten und ein negativer Bindungsstil mit einer erhöhten Empfindlichkeit gegenüber Verlusterlebnissen und Kränkungen.

Die Zeit, die bei den analytischen Therapieformen zur Klärung von Problemen in der Kindheit und Jugend aufgebracht wird, und die Zeit, in der Probleme im »Hier und Jetzt« bearbeitet werden, kann von Therapeut zu Therapeut sehr stark variieren.

Die Wirksamkeit der psychoanalytischen und tiefenpsychologisch orientierten Verfahren bei Depressionen ist weniger gut erforscht als die Wirksamkeit der Verhaltenstherapie. Es ist jedoch davon auszugehen, dass tiefenpsychologische Verfahren und Verhaltenstherapie etwa gleich wirksam sind.

Die *Interpersonelle Psychotherapie* ist eine speziell für die Depressionsbehandlung entwickelte Kurzzeitpsychotherapie. Sie wird über eine Zeit zwischen 12 und 20 Stunden in der Regel in wöchentlichen Einzelsitzungen durchgeführt und konzentriert sich besonders auf die sozialen und zwischenmenschlichen Aspekte depressiver Erkrankungen. So stehen die Bewältigung von Trauer beim Verlust persönlich wichtiger Menschen, Rollenwechsel, Lebensveränderungen und zwischenmenschliche Konflikte, etwa Konflikte mit dem Partner oder mit Vorgesetzten und Kollegen, im besonderen Fokus dieser Therapieform. Es kann sein, dass mit dem Winter ein Trauerereignis verbunden ist, zum Beispiel, wenn der Partner verstorben ist. Dieses Ereignis und die damit verbundene Trauer kann Thema der Interpersonellen Psychotherapie sein.

Es gibt immer mehr Psychotherapeuten, die bei der Behandlung der Depression schulenübergreifend therapeutische Methoden aus der Verhaltenstherapie und aus tiefenpsychologisch fundierten Therapien kombinieren. Aus dieser Praxis heraus wurden neue Psychotherapieverfahren mit Elementen dieser beiden Schulen entwickelt. Aus meiner Sicht ist es sehr sinnvoll, nicht dogmatisch die eine oder andere Psychotherapielinie zu vertreten, sondern die Elemente aus unterschiedlichen psychotherapeutischen Strömungen zu kombinieren, die dem Patienten helfen. Dabei sollte Ihnen allerdings der Psychotherapeut erklären können, welche Elemente er anwendet und wie diese entwickelt wurden.

Bei der Winterdepression bietet es sich an, vor allem mit verhaltenstherapeutischen Verfahren zu arbeiten, um zum Beispiel die Aktivität im Freien zu fördern oder den Schlaf-Wach-Rhythmus zu verbessern. Sollte sozialer Rückzug im Winter auch mit Beziehungsproblemen in Verbindung stehen, kann darüber hinaus die Fokussierung auf die Therapeut-Patient-Beziehung im Rahmen der Psychotherapie mit tiefenpsychologischen Methoden sinnvoll sein.

Negative Gedanken auflösen

Bei einer Winterdepression ist auch die Arbeit an depressiven, automatisch ablaufenden Gedanken wesentlich. Depressive Patienten haben häufig eine negative Sicht der eigenen Person. Sie sehen sich als fehlerhaft, unzulänglich und benachteiligt und haben eine negative Sicht der Welt und der Zukunft. Viele glauben, keine Möglichkeiten und Chancen zu haben. Sie befürchten ein ewiges Andauern von Schwierigkeiten, Leiden und permanenter Benachteiligung.

Häufige Gedanken depressiver Menschen

- Um glücklich zu sein, muss ich von allen Menschen geliebt werden.
- Wenn ich einen Fehler mache, bedeutet das, dass ich unfähig bin.
- Um glücklich zu sein, muss ich bei allem, was ich tue, Erfolg haben.
- Wenn jemand anderer Meinung ist als ich, bedeutet das, dass er mich nicht mag.
- Mein Wert als Mensch hängt davon ab, was andere von mir denken.

Diese Denkweisen sollen zunächst erkannt, dann überprüft und anschließend durch realitätsnähere Annahmen ersetzt werden. So kann man zum Beispiel Daten in der Realität sammeln und Verhaltensexperimente durchführen, um zu erkennen, dass diese Denkweisen nicht sinnvoll sind.

Wenn Sie selbst erkannt haben, wie Sie mit Ihren negativen Gedanken aus einem positiven Ereignis eine Gefahr machen, ist die Grundlage für den Weg zu realistischeren Gedanken gelegt.

Diese Analysen des eigenen Denkens und Verhaltens und die Erkenntnis, welche Mechanismen ihnen zugrunde liegen, kann man in der Psychotherapie lernen. So werden Sie mehr und mehr selbst Ihr eigener Psychotherapeut, der seine Gedanken und sein Verhalten steuern kann. Wenn Sie unter einer Winterdepression leiden, können Sie beispielsweise erkennen, dass es Ihnen guttut, sich draußen aufzuhalten. Sie können auch Techniken erlernen, mit denen Sie ungünstige Gedanken stoppen und durch hilfreichere Gedanken ersetzen können. Dazu schreibt eine der Betroffenen:

»Wenn ich in die Natur kann, meine Sportarten, Spaziergänge, Radtouren machen kann, Tageslicht habe und viel Bewegung an frischer Luft, führt das zu einer ganz bedeutenden Verbesserung. Ich bekomme neue, schöne Impulse. Die gilt es zu verstärken. Wenn ich mich über etwas freue, bringt es die Stimmung leichter wieder ins Gleichgewicht. Dafür braucht man Geduld. Man muss umlernen und solche Gedanken ganz bewusst jeden Tag üben. Negative Gedanken sollte man stoppen und durch Glücksgedanken ersetzen. So bahnen sich positive Gefühle ihren Weg. Misserfolge sollte man nicht so streng bewerten. Ich mache mir immer bewusst, dass es eine Übung oder ein Training ist, eine positive Stimmungslage zu erreichen. Mich nicht zusätzlich unter Druck setzen und mir vor Augen führen, dass diese Stimmungslage vorübergehend ist, ist für mich wichtig. Alle Übungen, die zur Gelassenheit und Ausgeglichenheit führen – wie autogenes Training oder Massagen –, helfen mir sehr. Ich bemühe mich, mir selbst etwas Gutes zu tun und meine Hobbys, die mir Freude machen, auszuüben.

Die Grundlage, um die Dinge wieder in den Griff zu bekommen, ist das Erkennen und das Akzeptieren. Akzeptieren, dass es meine Gefühle sind. Und so, wie ich glücklich bin, wenn das Frühjahr kommt, so darf ich auch traurig sein, wenn der Sommer vorübergeht. Besonders empfinden das Menschen, die sehr mit der Natur verbunden sind und auch Freude stark wahrnehmen können.

Mir hilft die Erkenntnis, dass ich zwar nicht die Jahreszeit ändern kann, wohl aber meine Gedanken. Ich will nicht mehr warten, bis ich endlich wieder glücklich sein darf, weil dieses oder jenes dann besser stimmt. Man sollte jedem Tag die Chance geben, der schönste zu werden.

Nur wir entscheiden, ob wir glücklich sein wollen oder nicht. Wir können mit unserer Einstellung viel Positives dazu beitragen. So können im Herbst ein paar schöne Blumentöpfe mit Rosen oder Chrysanthemen den abrupten Übergang der Jahreszeiten mildern und bis weit in den November Freude bereiten. Wenn ich sie nachts frostfrei unterbringe, habe ich auch im Winter einen Blumengruß. Ralph Waldo Emerson sagt: »Wo Blumen blühen, lächelt die Welt«. Auch ein Haustier trägt zu meinem Wohlbefinden bei. Malen ist ein weiteres schönes Hobby, allerdings ist man da wieder recht einsam.

Letztlich ist wichtig, dass man etwas findet, was Freude bereitet. Auch mal zu schauen, wie es anderen geht, zeigt oft, dass man nicht allein mit seinem Problem ist.«

6. Winterdepression und Winterblues bei Kindern und Jugendlichen

Winterdepressionen bei Kindern und Jugendlichen

Auch bei Kindern und Jugendlichen können Symptome einer Winterdepression auftreten. Etwa ein Drittel aller Erwachsenen mit einer Winterdepression berichtet, bereits in der Kindheit im Winter Probleme gehabt zu haben. Außerdem geben viele Patienten mit einer Winterdepression an, dass sie auch bei ihren Kindern regelmäßig im Winter Auffälligkeiten im Verhalten beobachten. Dies ist nicht verwunderlich, da die Winterdepression familiär gehäuft auftritt. Bei Kleinkindern und Grundschulkindern kann man bei etwa einem Prozent im Winter Verhaltensänderungen bemerken. Bei älteren Kindern und Jugendlichen kommen saisonal abhängige Auffälligkeiten jedoch in einer Häufigkeit von fünf bis zehn Prozent vor. Das bedeutet, dass die jahreszeitlich bedingten Beschwerden bei älteren Kindern und Jugendlichen ähnlich häufig auftreten wie ein Aufmerksamkeitsdefizit-Hyperaktivitäts-Syndrom (ADHS). Allerdings sind die Symptome einer kindlichen Winterdepression weniger auffällig als die eines ADHS. Einem Lehrer fällt es beispielsweise eher auf, wenn ein Kind herumzappelt und den Unterricht stört, als wenn es im Unterricht ruhiger als sonst ist, Probleme hat, sich zu konzentrieren, und länger für seine Hausaufgaben braucht.

Symptome und Warnsignale

Häufige Symptome einer Winterdepression bei Kindern sind ein Mangel an Energie und eine erhöhte Reizbarkeit. Auch das Schlafbedürfnis kann im Winter größer sein, sodass das Kind abends früher müde ist und morgens länger schläft. Wenn Ihr Kind sich im Winter von sozialen Aktivitäten zurückzieht und weniger gerne mit Freunden spielen möchte, häufiger Probleme mit den Schulkameraden bekommt oder sogar in Schlägereien verwickelt ist, kann dies auf eine Winterdepression hindeuten. Auch größerer Hunger, vermehrter Verzehr von Süßigkeiten und Gewichtszunahme im Winter können Zeichen einer saisonalen Depression im Kindesalter sein.

Bei Jugendlichen mit Winterdepression können Alkoholkonsum, Rauchen oder sogar die Einnahme von Drogen, insbesondere Stimulanzien, auf eine Winterdepression hindeuten. Zur Einordnung dieser Verhaltensauffälligkeiten als saisonal bedingt ist es notwendig, zu überlegen, ob sie tatsächlich nur in den Wintermonaten auftreten.

Besonders leicht werden Symptome einer Winterdepression im jugendlichen Alter übersehen. Denn häufig wird davon ausgegangen, dass Lethargie, leichte Reizbarkeit und ein Motivationsverlust in der Pubertät und im jugendlichen Alter normal sind. Dem ist aber entgegenzuhalten, dass für die meisten Menschen das Jugendalter eine frohe und stabile Zeit darstellt. Ein weiteres Problem bei der diagnostischen Einordnung von Jugendlichen mit Symptomen einer Winterdepression ist, dass vielen Ärzten das Bewusstsein und Wissen für diese Art Störungen fehlt. Hinzu kommt, dass es mehrere Jahre braucht, damit Eltern und auch die Kinder bei sich ein saisonal abhängiges Muster ihrer Beschwerden feststellen können. Dies ist aufgrund des geringen Lebensalters in der Kindheit und Jugend erschwert. Und Kinder sind in der Regel nicht so geschickt im Feststellen saisonaler Muster ihres Verhaltes wie Erwachsene. Häufig werden auch Schulschwierigkeiten anderen Gründen wie zum Beispiel psychologischen Problemen zugeschrieben.

- Bei Jugendlichen wird eine Winterdepression besonders leicht übersehen, weil die Symptome für alterstypisch gehalten werden.
- Häufig werden vorschnell psychologische Gründe für depressive Symptome gefunden, was die Diagnose einer Winterdepression erschwert.

Während meiner Arbeit als Psychiater habe ich nicht nur bei der Winterdepression, sondern auch bei anderen Formen einer Depression gelernt, dass die Betroffenen und ihre Angehörigen immer irgendeine psychologische Erklärung für die Depression finden. Laien sind schnell geneigt, die Ursachen für eine Depression im Familiensystem oder im Stress durch Schule und Arbeit zu sehen. Häufig ist aber die umgekehrte Richtung der Kausalität richtig. Psychologische und soziale Probleme treten tatsächlich fast immer in Folge einer depressiven Erkrankung auf und sind oft nicht die Ursache für eine Depression.

Besonderheiten der Winterdepression bei Kindern und Jugendlichen

Eine andere Schwierigkeit beim Erkennen der Winterdepression bei Kindern und Jugendlichen ist, dass die Symptomatik etwas anders erscheint als bei Erwachsenen. Während bei Erwachsenen der Antriebsverlust, der Interessenverlust und das vermehrte Schlafbedürfnis sowie die Müdigkeit im Vordergrund stehen, kann es bei Kindern und Jugendlichen sein, dass sie vor allem schlecht gelaunt oder vermehrt reizbar sind, was mitunter zu Wutanfällen führen kann. Viele Kinder mit winterbedingten Beschwerden fallen durch Konzentrationsschwierigkeiten und Probleme bei den Schulaufgaben auf. Dies kann sich darin äußern, dass die Noten in der Winterzeit schlechter werden, dass die Kinder länger für die Hausaufgaben brauchen oder dass sie im Winter härter arbeiten müssen, um ihre schulischen Leistungen auf dem gleichen Niveau zu halten. Es kann auch sein, dass sie Probleme haben, ihren Aufgaben innerhalb der Familie nachzukommen. Manche Kinder und Jugendliche haben regelmäßig im Winter körperliche Beschwerden, wie typischerweise Kopfschmerzen oder Bauchschmerzen.

Symptome einer Winterdepression bei Kindern und Jugendlichen

- Regelmäßiges Auftreten im Herbst oder Winter
- Vermehrtes Schlafbedürfnis
- Energiemangel
- Vermehrter Verzehr von Süßigkeiten
- Vermehrte Reizbarkeit, Wutanfälle

- Konzentrationsprobleme
- Schulische Probleme
- Körperliche Symptome
- Konsum von Alkohol, Nikotin oder Drogen

Behandlung und Hilfe

Um die Winterdepression erfolgreich behandeln zu können, müssen Kinder und Jugendliche altersgemäß über ihre Problematik und wie sie entsteht informiert werden.

Es ist wichtig, ihnen mitzuteilen, dass sie nicht an einer Willensschwäche oder an einem Makel leiden, sondern an einem Phänomen, das bei vielen Menschen vorkommt und das gut behandelbar ist. Auch bei Kindern und Jugendlichen ist der Grund für die Symptome im Winter ein Mangel an Licht. Deswegen kann auch ihnen eine Lichttherapie gut helfen. Erfahrungsgemäß brauchen Kinder und Jugendliche allerdings keine Lichtbehandlung von 30 Minuten am Tag bei 10 000 Lux, sondern oft reicht eine Behandlung von 10 bis 15 Minuten.

- Lichttherapie hilft auch bei Kindern und Jugendlichen gegen die Winterdepression.
- Draußen zu spielen und Sport zu treiben ist für Kinder und Jugendliche mit Winterdepression besonders wichtig.

Bei vielen Kindern und Jugendlichen ist eine Lichttherapie nicht unbedingt nötig, wenn ihnen andere Hilfestellungen gegeben werden. Zum Beispiel können Sie Ihrem Kind morgens beim Aufwachen helfen. Hierzu gibt es verschiedene Möglichkeiten, etwa das Licht anzumachen und Musik oder ein Radio spielen zu lassen, bei dem Kind sitzenzubleiben, bis es richtig wach geworden ist, oder gegebenenfalls mehrfach nachzuschauen, ob es auch aufgestanden ist. Die Eltern sollten außerdem darauf achten, dass das Kind ausreichend natürliches Licht bekommt, am besten draußen in der freien Natur. Probleme im Freundeskreis des Kindes oder im Klassenverband sollten ohne erhobenen Zeigefinger sachlich besprochen und kindgemäße Lösungen entwickelt werden. So kann der erhöhten Reizbarkeit eines Kindes mit Winterdepression begegnet werden. Wichtig sind auch regelmäßige Ermutigungen des Kindes, auch wenn es bei Hausaufgaben beispielsweise einmal schwierig wird. Es kann Kindern auch guttun zu hören, dass ihre Probleme jahreszeitlich bedingt sind und dass sie im Frühjahr besser werden. Sollten diese Maßnahmen alleine nicht reichen, ist die Behandlung mit Lichttherapie sinnvoll. Reicht auch diese nicht aus, kommen eine psychotherapeutische Behandlung oder die Therapie mit einem Antidepressivum durch einen Facharzt für Kinder- und Jugendpsychiatrie und -psychotherapie in Frage.

Auch mit sportlichen Aktivitäten, vor allem während der hellen Tageszeit im Freien, kann der Winterdepression begegnet werden. Beim Sport ist es wichtig, das Kind zu ermutigen, sich nicht von schlechteren Leistungen in den Wintermonaten demotivieren zu lassen.

Es gibt also eine Reihe von Möglichkeiten, wie Sie als Eltern einem Kind mit Winterblues gut helfen können. Sollten diese Maßnahmen alleine das Problem nicht beheben, sollten Sie einen Arzt aufsuchen.

Hilfen gegen eine Winterdepression bei Kindern und Jugendlichen

- Altersgerechte Information über die Erkrankung
- Natürliches Licht im Freien
- Hilfe beim Wachwerden
- Hilfe bei sozialen Problemen und Wutanfällen
- Hilfestellung bei den Hausaufgaben
- Sport
- Lichttherapie
- Psychotherapie
- Antidepressiva

7. Der Einfluss der Jahreszeiten auf die Psyche – andere saisonale Störungen

Sommerdepression und Sommerblues

Auch wenn in unseren Breiten die Winterdepression die häufigste saisonale affektive Störung ist, ist sie keinesfalls die einzige Erkrankung, die zu einer bestimmten Jahreszeit regelmäßig auftritt. Eine saisonale Depression kann nämlich auch im Sommer auftreten. Von einer »Sommerdepression« spricht man dann, wenn regelmäßig im Sommer so viele depressive Symptome zusammenkommen, dass eine Depression diagnostiziert werden kann. Sind die depressiven Symptome, die regelmäßig im Sommer wiederkehren, nicht so stark ausgeprägt, dass sie die Diagnosestellung einer Depression rechtfertigen, so spricht man vom »Sommerblues«.

- Sommerblues: Regelmäßiges Auftreten depressiver Symptome im Sommer.
- Sommerdepression: Regelmäßig im Sommer sind die Diagnosekriterien für eine Depression erfüllt.

Im englischen Sprachraum wird auch der Begriff »Summertime Blues« verwendet, allerdings meist in der Unterhaltungsliteratur, in Liedtexten oder Gedichten und weniger in medizinischen Fachtexten. Hier wird auch nicht unbedingt von regelhaft wiederkehrenden Symptomen im Sommer gesprochen, sondern oft von Problemen, die nur innerhalb eines Sommers aufgetreten sind. Als Beispiel seien der Jugendroman »Summertime Blues« der britischen Autorin Julia Clarke genannt, der von der Regisseurin Marie Reich verfilmt wurde, und der Musiktitel »Summertime Blues« von Eddie Cochran, von dem es unter anderem Coverversionen von Bruce Springsteen, der Spider Murphy Gang, The Who und den Beach Boys gibt. In »Summertime Blues« werden wichtige depressive Themen wie Probleme am Arbeitsplatz, Geldsorgen, Probleme in der Beziehung mit den Eltern und Schwierigkeiten beim Aufbau einer Liebesbeziehung auf eine humorvolle Art behandelt.

Genau wie bei der Winterdepression sind auch von der Sommerdepression meist Frauen betroffen. Während jedoch die Winterdepression häufig durch einen Mangel an Energie geprägt ist, sieht man bei der Sommerdepression typischerweise agitierte Patienten. »Agitiert« heißt, dass diese Betroffenen viele Dinge beginnen, sich ausgesprochen hektisch bewegen, aber ihren Antrieb nicht zielgerichtet und planvoll einsetzen können. Im Gegensatz zur Winterdepression, wo man klinisch in der Regel einer Appetitsteigerung mit Gewichtszunahme begegnet, zeigen Patienten mit Sommerdepression häufig Appetit- und Gewichtsverlust. Nicht selten treten auch Suizidgedanken und sogar Suizidhandlungen auf. Wenn wir uns den Verlauf der Suizide über das Jahr anschauen, so zeigt sich ein Häufigkeitsgipfel in den Monaten April und Mai, also gerade dann, wenn die Temperatur ansteigt, der Lichteinfall mehr wird und die Tage länger werden. Deswegen wird in der wissenschaftlichen Literatur von einigen wenigen Autoren spekuliert, dass dieser Anstieg der Suizide im Vorfeld des Sommers Ausdruck einer Sommerdepression sein könnte. Als Ursache für eine

Sommerdepression wird vor allem die ansteigende Temperatur gesehen, aber auch der vermehrte Sonnenlichteinfall in den Sommermonaten wird als möglicher Grund für die Sommerdepression diskutiert. Es gibt keine belastbaren wissenschaftlichen Daten, die einen Zusammenhang zwischen dem vermehrten Licht im Sommer und dem Auftreten der Sommerdepression nahelegen würden; dieser Zusammenhang ist wissenschaftliche Spekulation. Es könnte allerdings sein, dass durch die immer kürzer werdenden Dunkelphasen während der Nacht vermehrt Schlafstörungen auftreten, und Schlafstörungen können wiederum zur Entstehung depressiver Phasen führen. Wenn man annimmt, dass vor allem ansteigende Temperaturen bis hin zu Hitzewellen für das Auftreten eines Sommerblues oder einer Sommerdepression verantwortlich sind, ergeben sich hieraus verschiedene Möglichkeiten der Therapie. Zum einen sollte eine Umgebung mit möglichst kühler Luft aufgesucht werden. Dies kann dadurch geschehen, dass sich die Betroffenen vornehmlich in klimatisierten Räumen aufhalten. Andere Betroffene berichten, dass sie ihren Urlaub in den Sommerferien vor allem in nördlichen Regionen verbringen. Zum anderen kann auch Schwimmen in kühlem Wasser die Beschwerden deutlich lindern. Bei besonders lichtempfindlichen Personen wäre auch denkbar, dass das vermehrte Ausmaß an Sonnenlicht zur Entstehung einer Sommerdepression beiträgt. In diesem Falle kann erwogen werden, starke Sonnenbrillen zu tragen. Erreicht die Sommer-Symptomatik allerdings solche Ausmaße, dass die Kriterien zur Diagnosestellung einer Depression erfüllt sind, so sollten die Betroffenen einen Facharzt für Psychiatrie und Psychotherapie aufsuchen, und es kann eine Therapie mit einem Antidepressivum erwogen werden. Denn die Standardbehandlung der Sommerdepression besteht in der

Gabe eines Antidepressivums. Wenn sich die Sommerdepressionsphasen ganz klar abgrenzen lassen und regelmäßig ausschließlich im Sommer auftreten, so ist es sogar möglich, beginnend im Frühjahr, nur während der Sommermonate mit einem antidepressiv wirksamen Medikament zu behandeln.

Mittel gegen die Sommerdepression

- Aufenthalt in klimatisierten Räumen
- Urlaub in nördlichen Regionen
- Baden in kühlem Wasser
- Sonnenbrille
- Antidepressiva

Die Winter- und Sommerdepression

Manche Betroffene leiden sowohl im Winter als auch im Sommer unter depressiven Phasen. Ihnen bleiben also nur Frühjahr und Herbst, um ihre Hauptaufgaben während des Jahres zu erledigen oder besonders kreativ zu sein. Deswegen sollte besonders bei dieser Personengruppe eine konsequente Behandlung erfolgen, beispielsweise mittels Lichttherapie im Winter und antidepressiver Therapie im Sommer.

Die Frühjahrsdepression

Ich kenne eine Reihe von depressiven Patienten, deren Beschwerden im Frühjahr beginnen. Bei einigen dieser Patienten gab es einen zeitlichen Zusammenhang mit dem Auftreten allergischer Symptome, beispielsweise bei einer Pollenallergie gegen Bäume, Gräser oder Getreide. Ähnlich wie bei Infektionen wird bei Allergien das Immunsystem aktiviert, und die Botenstoffe des Immunsystems, die sogenannten Zytokine, führen zu Stoffwechselveränderungen an den Nervenzellen. Eine Behandlung der Allergie konnte bei diesen Personen auch die depressiven Beschwerden lindern. Interessanterweise wirken auch einige Antidepressiva gegen Allergien. Dies könnte bedeuten, dass ein möglicher zusätzlicher Wirkmechanismus dieser Substanzen ist, neben der Regulierung des Serotonin- und Noradrenalinstoffwechsels auch die der Depression zugrunde liegenden allergischen Beschwerden zu bessern.

Sommerhoch und Sommermanie

Einige Patienten mit Winterblues oder Winterdepression haben eine Hochphase, wenn endlich der Frühling kommt, wie wir es beispielsweise in einem der Betroffenenberichte in Kapitel 2 gesehen haben. So ein Sommerhoch kann darin bestehen, dass man sich einfach besser fühlt, es kann aber auch sein, dass man so viel Energie verspürt, so viel unternimmt und redet, dass es für sich selbst und das Umfeld zur Belastung wird. Wenn also das Sommerhoch problematisch wird, spricht man zunächst nur von einer Hypomanie, also keiner ausgeprägten Manie, sondern einer Vorstufe. Aus dieser kann sich eine manische Episode im Sommer entwickeln. Von einer Manie spricht man, wenn die Stimmung übertrieben und grundlos gehoben ist und teilweise in eine unkontrollierbare Erregung umschlägt. In manischen Phasen treten neben der vermehrten Aktivität und dem Rededrang auch ein vermindertes Schlafbedürfnis auf. Die Selbsteinschätzung kann durch Größenwahn und übertriebenen Optimismus stark überhöht sein. Durch den Verlust von Hemmungen kann es zu leichtsinnigem und selbstschädigendem Verhalten kommen, was sich beispielsweise in größeren Geldausgaben oder gefährlichem Sexualverhalten zeigt.

In einer manischen Phase muss die Stimmung aber nicht unbedingt euphorisch sein. Häufig sind die Patienten auch gereizt, was dazu führt, dass sich Freunde und Familienangehörige zurückziehen. Während man bei einem Sommerhoch oder einer Hypomanie versuchen kann, die Symptome zu lindern, indem man zum Beispiel eine starke Sonnenbrille trägt, ist eine akute Manie ein medizinischer Notfall, der stationär in einer psychiatrischen Klinik behandelt werden muss. Neben einer dunklen Sonnenbrille kann auch das Tragen einer Augenbinde beim Schlafen sinnvoll sein. Diese Augenbinde sorgt auch bei immer kürzer werdenden Nächten für Dunkelheit, sodass die Schlafdauer ausreichend ist. Zu kurzer Schlaf kann eine manische Episode auslösen. Für Menschen, die zu einer manischen Phase im Sommer neigen, ist es wichtig zu wissen, dass eine Behandlung der Winterdepression das Risiko für eine Manie im Sommer reduziert. Eine konsequente lichttherapeutische Behandlung im Winter verhindert, dass die Lichtrezeptoren immer sensibler und bei den ersten kraftvollen Sonnenstrahlen im Frühjahr und Frühsommer derart gereizt werden, dass es zu einer überbordenden Hochstimmung kommt.

Menschen mit Neigung zu einer Manie sollten darauf achten, nicht zu wenig, sondern ausreichend lange zu schlafen und nicht zu viel Licht zu tanken. Vor allem sollten sie nicht im Sommer die Stimmungsstabilisierer absetzen, die ihnen eventuell von einem Psychiater verschrieben wurden.

Mittel gegen Sommerhoch und Sommermanie

- Augenbinde bei Nacht
- Tragen einer Sonnenbrille
- Auf ausreichende Schlaflänge achten
- Stimmungsstabilisierer
- Bei akuter Manie: stationäre psychiatrische Behandlung

Stimmungs- und Persönlichkeitsveränderungen im Sommer

Im Sommer gibt es bei manchen Menschen auch Verhaltensauffälligkeiten, die überhaupt nichts mit einer Depression oder Manie zu tun haben. Beispielsweise haben mehrere Studien gezeigt, dass sich Gewalttaten im Sommer häufen. Dies gilt beispielsweise für häusliche Gewalt und für Vergewaltigungen. Dies könnte dadurch bedingt sein, dass in den Sommermonaten bei Männern der Testosteronspiegel besonders stark ansteigt, was zu aggressivem Verhalten führt.

Auswirkungen anderer Klimafaktoren

Nicht nur die Jahreszeiten, sondern auch der Stand des Mondes und bestimmte Winde wirken sich auf das psychische Wohlbefinden von Menschen aus. So wurde beispielsweise festgestellt, dass sich Verbrechen und wahnhafte Störungen zur Zeit des Vollmondes häufen. Dazu gibt es verschiedene Theorien, zum Beispiel dass bei Vollmond das vermehrte Licht in der Nacht den Schlaf so stört, dass es zu einer erhöhten Reizbarkeit kommt. Andere Theorien gehen von Gravitationseffekten des Mondes auf die Körperflüssigkeiten aus. Obwohl die Wirkung des Mondes auf den Menschen schon seit Jahrtausenden bekannt ist, gibt es in dieser Hinsicht leider ein erhebliches Forschungsdefizit.

Ein weiteres interessantes Phänomen sind warme Winde, die von den Bergen herabwehen. Ein Beispiel ist der Föhn. Als ich noch in München am Max-Planck-Institut für Psychiatrie gearbeitet habe, konnte ich beobachten, dass einige Kollegen am Institut, aber natürlich auch einige Patienten, die dafür empfindlich waren, bei Föhn lethargischer und depressiver erschienen. Außerdem klagten sie über Kopfschmerzen. Ein möglicher Grund ist, dass solche Winde warme Luft enthalten, die mit positiven Ionen geladen ist. Daher wurden gegen solche Beschwerden negative Ionen-Generatoren entwickelt. Diese sollen auch gegen die Symptome der Winterdepression helfen. Allerdings muss man sagen, dass es sich bei diesen Theorien um reine Spekulationen handelt.

Der Sonnenuntergangsblues

Viele Menschen verspüren bei Sonnenuntergang eine gewisse Wehmut. Norman E. Rosenthal beschreibt in seinem Buch über den Winterblues sogar zwei Patientinnen, die regelrecht depressive Symptome bei Sonnenuntergang bekamen. Eine konnte ihrer Arbeit nach Sonnenuntergang nicht mehr nachgehen, eine andere war nicht mehr fähig, mit ihrem Mann nach Sonnenuntergang Sex zu haben. Hierbei handelt es sich wahrscheinlich um Menschen, die besonders empfindlich auf den Wegfall von Licht reagieren.

Solche subtilen Beobachtungen können möglicherweise anzeigen, ob Patienten auf eine Lichttherapie während der Winterdepression positiv ansprechen. Insgesamt muss man bei den Phänomenen Winterdepression, Sommerdepression, Frühjahrsdepression und Sommermanie davon ausgehen, dass es sich um besonders prägnante Maximalausprägungen von Veränderungen handelt, die ein Großteil der Bevölkerung während des Winters oder während des Sommers erlebt.

8. Den Rhythmus der Jahreszeiten annehmen – Strategien im Jahresverlauf

Den individuellen Rhythmus kennenlernen

Die Jahreszeiten und die Monate geben unserem Leben einen festen, alljährlich wiederkehrenden Rhythmus. Bei vielen Betroffenen folgen auch Winterblues oder Winterdepression einem immer gleichen zeitlichen Ablauf innerhalb des Jahres. Vielleicht kennen Sie diesen Ablauf schon sehr gut, weil Sie ihn über viele Jahre hinweg beobachten konnten. Wenn nicht, sollten Sie in den kommenden Jahren genau darauf achten, wann die Beschwerden beginnen, wann sie sich verschlimmern und welche Beschwerden in welchem Monat hinzutreten. Wenn Sie diesen Ablauf gut kennen, können Sie einen zeitlichen Plan machen, in dem Sie festlegen, welche Mittel Sie gegen die Winterdepression zu bestimmten Zeitpunkten im Jahr einsetzen wollen. Diesen Plan sollten Sie in der Zeit machen, in der es Ihnen gut geht.

Der Verlauf des Winterblues oder der Winterdepression ist meist nicht so, dass von heute auf morgen alle Symptome gleichzeitig über uns hereinbrechen. Die Symptome können beispielsweise damit beginnen, dass Sie im September, wenn die Tage kürzer werden, Schwierigkeiten bekommen, morgens aufzustehen und sich antriebslos fühlen. Im Oktober könnte ein vermehrter Appetit nach Süßem und Fettigem auftreten, im November dann Schwierigkeiten, sich zu konzentrieren und eine verringerte Libido. Von Dezember bis Februar leiden Sie dann unter dem gesamten Spektrum der Symptome einer Winterdepression: gedrückte Stimmung, Ängstlichkeit, Reizbarkeit und sozialer Rückzug. Das wäre ein Beispiel für einen typischen Verlauf der Winterdepression, bei der die jahreszeitlich bedingte Abnahme des Lichteinfalls zu einer Zunahme der Symptome bis zum Höchststand im Dezember führt.

Mit dem abnehmenden Licht gehen Sie sozusagen eine Treppe hinab in die Tiefe Ihres Winterblues hinein, wie die **Abbildung 5** zeigt. Die Idee von der ab- und aufsteigenden Treppe habe ich von Norman E. Rosenthal übernommen. Diesen treppenartigen Verlauf sollten Sie für sich genau protokollieren. Sie können beispielsweise in einem Kalender eintragen, wann die ersten Symptome auftreten, welche das sind, wann genau weitere Symptome hinzukommen und wann der Zeitraum Ihrer schwersten Betroffenheit ist. Wenn Sie dieses Muster der jährlich wiederkehrenden

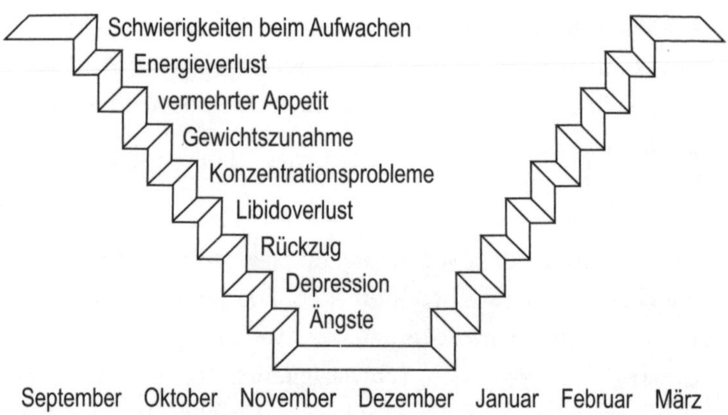

Abbildung 5: Abstieg in die Winterdepression und die Besserung der Symptome zum Frühjahr hin

Symptome einmal herausgefunden haben, können Sie einen Plan machen, mit welchem zeitlichen Ablauf Sie diesen Symptomen im nächsten Jahr begegnen wollen. Für diesen Plan sollten einige generelle Prinzipien gelten, die Sie im nachfolgenden Infokasten finden.

Prinzipien zur Behandlung der Winterdepression

- Planen Sie im Voraus.
- Starten Sie möglichst früh mit der Behandlung.
- Beginnen Sie mit der einfachsten Behandlungsstrategie.
- Kombinieren Sie die Strategien mit zunehmender Kürze der Tage.
- Reduzieren Sie die Anzahl der Strategien wieder, wenn die Tage länger werden.

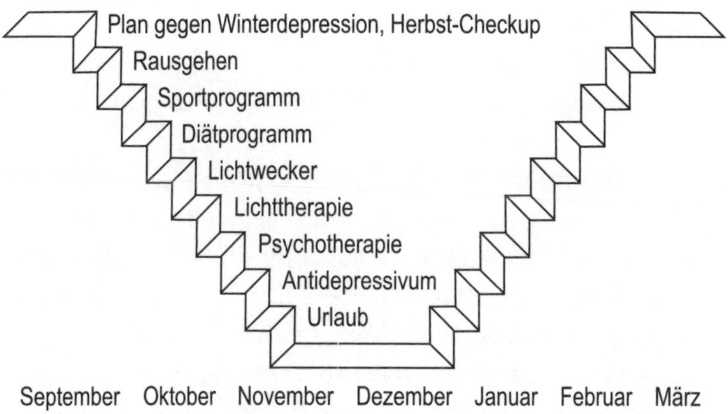

Abbildung 6: Beispiel für eine Strategie im Verlauf des Winters

Bei zunehmenden Symptomen und dem langsamen Abstieg ins Tal der Winterdepression werden immer mehr Mittel gegen Winterblues und Winterdepression kombiniert. Im Herbst sollte man mit der Überprüfung aller zur Verfügung stehenden Therapien beginnen, das heißt, man sollte sich Gedanken über all die Dinge machen, die man gegen die Winterdepression oder den Winterblues einsetzen möchte.

- Planen Sie Ihre Strategie gegen Winterdepression und Winterblues im Sommer, wenn es Ihnen noch gut geht.

Der individuelle Plan kann beinhalten, sich ab September vermehrt im Freien aufzuhalten, Sport zu treiben und eine Ernährungsumstellung zu beginnen. Außerdem kann man in dieser Zeit einen Lichtwecker nutzen. Im Oktober kann als weitere Stufe der Behandlung die eigentliche Lichttherapie hinzukommen. Von November bis Februar könnte zusammen mit Ihrem Psychiater ein Antidepressivum erwogen werden. Wenn es zeitlich und finanziell möglich ist, kann in dieser Zeit auch ein Urlaub im Süden geplant werden.

Gerade bezüglich Ihres Urlaubs sollten Sie sich eine gute Strategie überlegen. Viele Menschen nehmen einen Großteil ihres Urlaubs im Sommer. Dies ist für Menschen, die unter Winterblues oder Winterdepression leiden, jedoch nicht empfehlenswert, denn es handelt sich hier um die Zeit, in der Sie beruflich am produktivsten sein könnten, ohne dass es große Anstrengungen bereitet. Gerade schwierige berufliche, aber auch private Aufgaben sollten Menschen mit einer Winterdepression in den Sommer legen, falls dies planbar ist. Sollten Sie erwägen umzuziehen, ist es sinnvoll eine solche große Aufgabe in die Sommermonate zu legen.

Wenn Sie den Sommer für Ihre großen beruflichen Herausforderungen genutzt haben, dann haben Sie im Winter noch Urlaub übrig und können in eine Gegend fahren, in der Sie viel Licht tanken können. So brauchen Sie nicht darauf zu verzichten, im Urlaub guter Stimmung zu sein, auch wenn Sie Ihren großen Urlaub nicht in die Sommerferien legen.

Strategien im Herbst

Schon im Herbst kann man wichtige Grundsteine für die Bekämpfung des Winterblues oder der Winterdepression legen. So könnten Sie zum Beispiel einen Lichtwecker oder eine Lichttherapieausrüstung kaufen. Außerdem legen Sie fest, welches Sport- oder Diätprogramm Sie einsetzen und wann Sie damit beginnen möchten. Ein weiterer wichtiger Punkt ist die Reduktion von Stress. Schon im Herbst sollten Sie sich darüber Gedanken machen, wie Sie den vorweihnachtlichen Stress und die Aufgaben in den Weihnachtsfeiertagen meistern wollen. Planen Sie eventuell Ihren Urlaub im Süden. Überlegen Sie genau, wen Sie während der schlimmen Monate um Hilfe bitten könnten und informieren Sie diese Personen frühzeitig. Freunden, denen Sie vertrauen, sollten Sie auch anvertrauen, dass Sie unter dem Winterblues oder einer Winterdepression leiden und dass Sie sich im Winter möglicherweise von Ihnen zurückziehen werden.

Schon im Herbst sollten Sie außerdem Ihren Psychiater, Psychotherapeuten und gegebenenfalls Ernährungsberater aufsuchen, um das Vorgehen in den Wintermonaten zu besprechen. Beginnen Sie damit, sich viel draußen aufzuhalten und die Rollläden Ihres Schlafzimmerfensters nachts oben zu lassen, damit Sie bereits von den ersten Lichtstrahlen der Sonne profitieren können.

Strategien für den Winter

Wenn Sie sich für eine Lichttherapie entschieden haben, ist es wichtig, sie im Winter auch regelmäßig anzuwenden. Bedenken Sie, dass die Lichttherapie erst nach etwa zwei Wochen ihre volle Wirkung entfalten kann. Ideal ist, wenn Sie 10 000 Lux etwa 30 Minuten täglich anwenden. Sie sollten die tägliche Lichttherapie möglichst nicht ausfallen lassen. Machen Sie zusätzlich zur Lichttherapie morgens Spaziergänge, um eine extra Portion Licht zu erhalten. Gegebenenfalls können Sie auch am späten Nachmittag oder frühen Abend noch einmal die Lichttherapie einsetzen, wenn Ihnen das hilft, länger wach zu bleiben. Allerdings sollten Sie dies dann nicht tun, wenn Sie merken, dass Sie von der Lichttherapie am Nachmittag oder Abend Schlafstörungen bekommen. Im Winter kann es wichtig sein, übermäßigen Schlaf zu vermeiden.

Spätestens zum Beginn der Wintermonate sollten Sie Ihren Psychiater aufsuchen und gegebenenfalls den Einsatz von Antidepressiva besprechen, wenn Sie tatsächlich an einer ausgeprägten Winterdepression leiden. Wenn Sie die Möglichkeit haben, in den Wintermonaten Urlaub zu nehmen und in eine Gegend zu fahren, wo mehr Sonne scheint und die Tage länger sind, dann vergessen Sie trotzdem nicht Ihre Lichttherapielampe und Ihre Medikamente. Die Medikamente sollten während der Wintermonate nämlich konsequent ohne Unterbrechung eingenommen werden, und es ist sehr gut, die Lichttherapielampe immer dabei zu haben. Auch wenn Sie nur wenige Tage wegfahren, sollte die Lichttherapie konsequent angewendet werden.

Weihnachten feiern

- Weihnachten ist für Menschen mit einer Winterdepression besonders stressreich.

Eine besondere Herausforderung stellen im Winter die Weihnachtsfeiertage dar. In der Regel ist die Mutter einer Familie besonders vom Stress der Weihnachtsfeiertage betroffen. Solchen Stress sollten Sie gerade dann vermeiden, wenn Sie unter einem Winterblues oder der Winterdepression leiden. Manchen hilft es, die Weihnachtskarten bereits im Sommer oder Herbst zu schreiben und zu dieser Zeit auch schon die Geschenke einzukaufen und zu verpacken. Scheuen Sie sich nicht, auch die Familienangehörigen um Hilfe zu bitten. Bereits im Sommer, wenn es Ihnen gut geht und Sie noch gut verhandeln und andere überzeugen können, sollten Sie einen Plan für die Weihnachtsfeier festlegen, in dem klar geregelt ist, wer welche Aufgabe innerhalb der weihnachtlichen Familienfeierlichkeiten übernimmt. Einen Weihnachtsbaum muss man nicht unbedingt selbst im Wald aussuchen, schlagen, nach Hause fahren und dort schmücken. Gönnen Sie es sich, einen Weihnachtsbaum-Service anzurufen, der Ihnen den Baum direkt in die Wohnung liefert. Sie können ihn sogar nach Ihrem Geschmack schmücken lassen.

Ein belastendes Thema ist oft auch der Hausputz vor dem Weihnachtsfest. Auch diesbezüglich sollten Sie keine falsche Scheu oder sogar Schuldgefühle entwickeln, eine Putzhilfe einzustellen, die das Haus vor dem Weihnachtsfest auf Hochglanz bringt.

Das Kochen des Weihnachtsfestmahls für die Familie stellt in der Regel eine extreme Stresssituation dar. Dies gilt nicht nur für vom Winterblues Betroffene, sondern sogar für gesunde Personen. Überlegen Sie daher gut, ob Sie sich dieser Situation wirklich aussetzen möchten oder ob Sie nicht einen Party-Service bestellen oder in einem Restaurant essen gehen möchten. So wird alles entspannter und Sie haben mehr Zeit, sich mit Ihren Liebsten zu unterhalten.

Ich weiß, dass einige dieser Ratschläge gerade für viele Frauen und Mütter unvorstellbar sind. Ich kann Ihnen nur raten, aktiv daran zu arbeiten, kein schlechtes Gewissen zu haben, wenn Sie die weihnachtlichen Stresssituationen reduzieren oder umgehen. Viel schlimmer ist es, wenn Sie beispielsweise von einem Winterblues in eine richtige Winterdepression rutschen, wenn Sie aufgrund der Depression vielleicht sogar stationär in einem Krankenhaus behandelt werden müssen oder wenn Sie in der frohen Zeit des Weihnachtsfestes sogar Suizidgedanken entwickeln. Das ist der Aufwand für das Weihnachtsfest nicht wert. Weihnachten ist das Fest der Liebe – und die Liebe beginnt mit der Selbstliebe.

Diejenigen unter Ihnen, die das Weihnachtsfest aus einer christlichen Motivation heraus feiern möchten, können sich dabei auf das zwölfte Kapitel des Markusevangeliums berufen, in dem es heißt: »Du sollst deinen Nächsten lieben, wie dich selbst.« Denn dieser Satz bedeutet, dass es keine Nächstenliebe ohne Selbstliebe gibt.

Natürlich müssen Sie auch nicht aus Prinzip alles aus der Hand geben, das mit dem Weihnachtsfest zu tun hat. Wenn Sie irgendetwas besonders gerne tun, dann sollten Sie diese Tätigkeit auch weiter ausführen. Wenn Sie beispielsweise gerne den Weihnachtsbaum schmücken, dann sollten Sie diese Aufgabe weiterhin an Weihnachten übernehmen, aber ohne Stress und ohne Druck. Dafür können Sie beispielsweise das Kochen des Weihnachtsessen und den Hausputz an andere Familienangehörige abgeben.

Stressvermeidung an Weihnachten

- Planen Sie das Weihnachtsfest schon im Sommer.
- Verteilen Sie die Aufgaben innerhalb der Familie.
- Lassen Sie eine Putzhilfe den Hausputz übernehmen.
- Nehmen Sie den Weihnachtsbaumservice in Anspruch.
- Essen Sie im Restaurant oder lassen Sie den Party-Service kommen.
- Haben Sie kein schlechtes Gewissen, sich zu entlasten.
- Trainieren Sie ihre Selbstliebe.

Zusammenfassend möchte ich Ihnen in diesem Kapitel Folgendes mit auf den Weg geben: Erfassen Sie genau, wann im Verlauf des Herbstes und Winters welches Ihrer Symptome auftritt. Machen Sie dementsprechend einen Plan, welche Mittel Sie gegen Winterblues und Winterdepression einsetzen möchten. Scheuen Sie sich nicht, um Hilfe zu bitten und vermeiden Sie in der schwierigen Zeit stressreiche Situationen. Akzeptieren Sie Ihre biologisch bedingten Symptome im Winter, verdrängen Sie nicht einfach Ihre Probleme, sondern machen Sie einen Stufenplan mit den zur Verfügung stehenden Mitteln und legen Sie fest, wann genau Sie diese einsetzen möchten.

9. Ratschläge für Freunde und Angehörige

Für Freunde und Angehörige ist es schwierig, mit jemandem umzugehen, der an einem Winterblues oder an einer Winterdepression leidet. Deswegen möchte ich Ihnen einige Ratschläge geben, was Sie für den Betroffenen tun können und was Sie lieber lassen sollten.

Was können Sie tun?

Das Wichtigste beim Umgang mit einem Freund oder Familienangehörigen, der an einer Winterdepression leidet, ist, sein Problem zu verstehen und zu erkennen, dass es sich bei der Winterdepression um eine echte Erkrankung mit hohem Leidensdruck handelt. Dies zu akzeptieren ist besonders schwierig für Menschen, die selbst nie an einer Depression gelitten haben und keine Erfahrungen im Umgang mit depressiven Menschen haben. Aber auch Personen, die lediglich von einer leichten Form des Winterblues betroffen sind, können von der Winterdepression Betroffene häufig nicht verstehen. Es ist wichtig, im Hinterkopf zu behalten, dass der Schweregrad der Betroffenheit einen großen Unterschied macht. Es hat sich als hilfreich und sinnvoll erwiesen, die Winterdepression mit einer körperlichen Erkrankung zu vergleichen. Tatsächlich handelt es sich bei der Depression um eine Stoffwechselstörung der Botenstoffe des Gehirns. Diese Stoffwechselstörung wird durch den verminderten Lichteinfall im Winter ausgelöst und kann durch Lichttherapie behoben werden. Das ist ähnlich wie bei einem Diabetiker, der seine Insulinspritzen braucht. Deshalb kann ein Betroffener sehr davon profitieren, wenn Sie ihn bei der Lichttherapie unterstützen und ihm beispielsweise Gesellschaft leisten, wenn er vor der Lichtlampe sitzt. Es kann nicht oft genug betont werden, wie wichtig es ist, die Winterdepression als eine echte Krankheit anzusehen. Wenn beispielsweise ein Familienangehöriger seinen Anteil an der Hausarbeit nicht mehr macht oder nicht mehr seinen Verpflichtungen nachkommt, Rechnungen zu bezahlen oder die Steuererklärung zu machen, so sollten Sie dies nicht als Faulheit, sondern als Krankheit auffassen.

- Sehen Sie die Winterdepression eines Angehörigen als das an, was sie ist: eine Erkrankung.
- Wenn Hausmittel wie Lichttherapie, Schlafentzug, Ernährungsumstellung und Sport nicht helfen, muss die Erkrankung wie andere Erkrankungen auch vom Hausarzt oder vom Facharzt behandelt werden.

Vielleicht hatten Sie einmal eine Lungenentzündung oder sind an einem Leistenbruch operiert worden. Denken Sie an diese Zeit zurück, wie es Ihnen erging, und stellen Sie sich nun vor, ein naher Mensch hätte Ihre Unfähigkeit, Ihren beruflichen Verpflichtungen, Hausarbeiten und sozialen Aktivitäten nachzukommen, als Faulheit oder Willensschwäche interpretiert.

Neben dem Verstehen des Problems ist es hilfreich und

wichtig, den Betroffenen nicht alleine zu lassen. Menschen mit Winterblues oder -depression hilft es sehr, wenn man bei ihnen ist, auch wenn sie nicht besonders gesprächig sind. Es zeigt ihnen, dass es jemanden gibt, der gerne in ihrer Nähe ist und sie mag. Dabei können Sie Ihren Freund oder Angehörigen daran erinnern, dass er normalerweise ein gesunder und witziger Mensch ist, dass die Zeit des Winters vorbeigehen wird und seine Probleme im Frühling behoben sein werden, auch wenn er sich das aktuell gar nicht vorstellen kann.

Viele Betroffene schaffen die einfachsten Dinge nicht, zum Beispiel einkaufen zu gehen oder ihre Wäsche zu waschen. Hier kann es eine große Unterstützung sein, wenn Sie Ihre Hilfe anbieten oder auch nur den Betroffenen entlasten und bei ihm sind. Ich erinnere an den Satz einer Betroffenen: »Zu Hause musste ich mich zu allem zwingen, ob es Putzen war oder Kochen. Ich hatte einfach keine Lust, keinen Antrieb. Wenn meine Mama kam, haben wir zusammen geputzt, dann ging es ein bisschen besser.«

Sollten Sie die familiären Aufgaben für das ganze Jahr planen und verteilen, so könnten Sie darauf achten, die unter einem Winterblues oder einer Winterdepression leidende Person im Winter von Aufgaben zu entlasten. Der oder die Betroffene kann dafür im Frühjahr und im Sommer mehr anstehende Arbeiten übernehmen.

Wenn Sie sich nicht sicher sind, wie Sie einem Betroffenen helfen können, so scheuen Sie sich nicht, ihn zu fragen. Versuchen Sie, den Betroffenen auch in einer hypomanen Phase zu verstehen. Wenn der Winter geht und die Tage länger werden, die Sonne wieder hell erstrahlt und die Stimmung sich hebt, so kann es sein, dass Ihr Freund oder Angehöriger sehr viel Energie hat, viel redet und viel unternehmen möchte. Sehen Sie auch dies als Symptom der saisonalen affektiven Störung, also einer Krankheit an und ermutigen Sie den Betroffenen, sich im Frühjahr und Sommer nicht zu viel Licht auszusetzen, ausreichend zu schlafen, in der Nacht die Rollläden herunterzulassen, um nicht im Morgengrauen schon zu erwachen, und während des Tages eine dunkle Sonnenbrille zu tragen. In hypomanen Phasen können die Betroffenen auch leicht reizbar oder streitsüchtig sein. Hier hilft es, sich vorzunehmen, sich nicht über Kleinigkeiten zu streiten.

Sollte die Situation eskalieren oder gefährlich werden, scheuen Sie sich nicht, den Betroffenen zu einem Arzt oder Psychiater zu bringen.

- Helfen Sie Ihrem Angehörigen, aber denken Sie auch an sich.

Als Angehöriger sollten Sie auch an sich selbst denken. Wenn Sie sich dafür verantwortlich halten, wie es Ihrem betroffenen Freund oder Familienmitglied geht, und sich ganz danach richten, so werden Sie unter Stress geraten und womöglich auch ein psychisches Problem bekommen. Damit ist niemandem geholfen. Also denken Sie auch an sich und sehen Sie zu, dass es Ihnen als Angehöriger gut geht. Nur wenn Sie gesund bleiben, können Sie helfen.

Was können Sie als Angehöriger tun?

- Die Winterdepression des Angehörigen oder Freundes als Krankheit akzeptieren.
- Den Betroffenen nicht alleine lassen.
- Unterstützung und Entlastung.

- Auch das Sommerhoch als Krankheit annehmen.
- Nicht über Kleinigkeiten streiten.
- Bei Gefahr den Betroffenen zu einem Arzt oder Psychiater bringen.
- An sich selbst denken.
- Selbst gesund bleiben.

Was sollten Sie vermeiden?

Jemand, der unter einer Winterdepression leidet, merkt ganz genau, dass er nicht mehr richtig funktioniert und dass er damit seine Familie und seine Freunde enttäuscht. Er selbst ist meist sein härtester Kritiker. Vielleicht erinnern Sie sich noch an den Satz der Betroffenen in Kapitel 2 dieses Buches: »Alle hatten Freude auf dem Feld und haben Blödsinn gemacht, und ich habe fast nichts geredet. Das war mir sehr peinlich. Eigentlich hätte ich ja Freude zeigen müssen wegen der vielen Hilfe.« Deswegen sollten Sie einen Betroffenen nicht noch zusätzlich kritisieren. Dies könnte ihn nur weiter in ein vermindertes Selbstwertgefühl und die Verzweiflung treiben. Ganz wichtig ist es, das saisonale depressive Verhaltensmuster nicht persönlich zu nehmen. Der Betroffene ist krank. Vielleicht hilft es Ihnen zu wissen, wie diese Erkrankung zustande kommt und welche Symptome sie hat – Informationen dazu können Sie in diesem Buch nachlesen.

So gut Ihre Unterstützung auch tun kann: Sie sollten sich nicht für die Genesung Ihres Angehörigen verantwortlich fühlen. Das wird nur dazu führen, dass Sie frustriert werden, wenn Sie sich viel Mühe geben, einem Freund oder Angehörigen zu helfen, und dieser nicht so mitmacht, wie Sie es sich wünschen. Das kann zu Ärger und zu Wut führen, und dies ist etwas, was der Betroffene überhaupt nicht brauchen kann. Der Schlüssel dazu, nicht ärgerlich zu werden, ist, das Problem zu verstehen, aber sich nicht für das Problem und seine Heilung verantwortlich zu halten. Vergessen Sie nicht die einfachen Dinge für Ihren Freund oder Angehörigen zu tun, wie zum Beispiel einfach für ihn da zu sein. Sie müssen ihn nicht heilen – nur helfen.

Angehörige sollten vermeiden:

- Kritik
- Ungeduld
- Ärger

Wenn Sie als Angehöriger diese Verhaltensweisen vermeiden und den Betroffenen akzeptieren, unterstützen und zu verstehen versuchen, ohne sich selbst aufzugeben oder sich selbst untreu zu werden, haben Sie alles getan, was man tun kann. Überschätzen Sie sich nicht selbst als Angehöriger, sondern machen Sie auch klar, wenn Sie überfordert sind und denken, dass das Problem so groß ist, dass professionelle Hilfe bei einem Psychiater aufgesucht werden sollte.

Zu guter Letzt …

Liebe Leserinnen und Leser, ich hoffe, das Lesen dieses Buches hat Ihnen ein wenig Freude gemacht. Ich wünsche mir, dass es mir gelungen ist, Ihnen zu erklären, was man unter Winterblues und Winterdepression versteht und wie sie entstehen. Da vor allem der zunehmende Lichtmangel in den Herbst- und Wintermonaten dafür verantwortlich ist, kommt der Lichttherapie eine entscheidende Bedeutung für betroffene Menschen zu.

Aber wie Sie gelesen haben, gibt es noch eine Reihe anderer Methoden, sich zusätzlich selbst zu helfen oder helfen zu lassen. Die richtige zeitliche und örtliche Planung des Urlaubs, die Beobachtung und Modulation des eigenen Schlafs, pflanzliche Mittel, die richtige Ernährung, die Beschäftigung mit Musik, Religion, Sport und Entspannung können zusätzlich gegen die winterlichen depressiven Symptome eingesetzt werden.

Sollten diese Strategien nichts nutzen, so sollten Sie einen Arzt oder einen Facharzt für Psychiatrie und Psychotherapie aufsuchen, um die Notwendigkeit und die Möglichkeit einer Psychotherapie oder einer Therapie mit einem Antidepressivum zu erörtern.

Winterdepressionen kommen nicht nur bei Erwachsenen, sondern auch bei Kindern und Jugendlichen vor, vor allem, wenn die Eltern schon Probleme mit den Wintermonaten hatten. Schulische Probleme, Wutanfälle und vermehrte Einnahme von Suchtmitteln in der dunklen Jahreszeit sollten nicht zu vorschneller Kritik, sondern zu spezifischen Hilfestellungen für diese Heranwachsenden führen.

Wenngleich die Winterdepression die häufigste saisonale

affektive Störung ist, so ist sie nicht die einzige. Auch der Sommerblues oder das Sommerhoch können alljährlich wiederkehren und Probleme für die Betroffenen verursachen.

Wichtig ist, dass Sie frühzeitig im Jahr einen Plan machen, wie Sie Ihren saisonalen Problemen begegnen wollen, eventuell mehrere Strategien kombinieren und auch Ihre Angehörigen und Freunde in diesen Plan einweihen.

Ich hoffe, dass Sie im Laufe dieses Buches zu der Überzeugung gelangt sind, dass man etwas gegen Winterblues und Winterdepression unternehmen kann, damit Sie sich trotz des Lichtmangels in der dunklen Jahreszeit wohlfühlen und vielleicht sogar entdecken, wie Sie im Winter besonders kreativ werden können. Ich bin zuversichtlich, dass es Ihnen gelingt.

Dann hat dieses Buch seinen Sinn und seine Bestimmung gefunden.

Ihr Hubertus Himmerich

Dank

Ich möchte mich bei allen bedanken, die zum Gelingen dieses Buches beigetragen haben. Vor allem danke ich Frau Sofie Raff vom Kreuz Verlag für ihre Unterstützung, den drei Betroffenen für die Beschreibung ihrer Symptome und Probleme sowie ihrer Strategien gegen die Winterdepression, meiner Freundin Nicole Lichtblau, meiner Sekretärin, Frau Sindy Pampel, für die kritische Durchsicht des Manuskripts und Sandra Dietrich für das Foto mit der Lichtwand.

Literaturempfehlungen

Otto Benkert, Hanns Hippius (Herausgeber): Kompendium der Psychiatrischen Pharmakotherapie. 9. Auflage, Springer, 2012

Anselm Grün: Wege durch die Depression. Spirituelle Impulse. Kreuz Verlag, 2013

Ulrich Hegerl, Svenja Niescken: Depressionen bewältigen. Die Lebensfreude wiederfinden. 3. Auflage, Trias, 2013

Florian Holsboer: Biologie für die Seele. Mein Weg zur personalisierten Medizin. 2. Auflage, Beck, 2009

Norman E. Rosenthal: Winter Blues: Everything You Need to Know to Beat Seasonal Affective Disorder. 4th Edition, Guilford Press, 2012

Norman E. Rosenthal, Siegfried Kasper: Licht-Therapie. Das Programm gegen Winterdepressionen. Heyne, 1998

Sabine Wehner-Zott, Hubertus Himmerich: Die Seele heilen. Ein Mutmachbuch für Depressive und ihre Angehörigen. 2. Auflage, GU Verlag, 2010

Informationen im Internet

Depressionsportal für Jugendliche: http://www.fideo.de

Deutsches Bündnis gegen Depression:
www.buendnis-depression.de

Selbstmanagementtherapie der Depression:
IFightDepression: www.ifight-depression.com

Stiftung Deutsche Depressionshilfe:
www.deutsche-depressionshilfe.de

Stiftung Deutsche Depressionshilfe

Depression erforschen – Betroffenen helfen – Wissen weitergeben

Die Stiftung Deutsche Depressionshilfe (Vorstandsvorsitzender Prof. Dr. Ulrich Hegerl) ist eine unabhängige, gemeinnützige Stiftung bürgerlichen Rechts. Sie hat 2010 die Nachfolge des Forschungsverbundes »Kompetenznetz Depression, Suizidalität« angetreten. Zentrales Ziel der Stiftung Deutsche Depressionshilfe ist die Verbesserung der Situation depressiv erkrankter Menschen.

Unter dem Dach der Stiftung werden die Aktivitäten des bis zum Jahr 2009 vom Bundesministerium für Bildung und Forschung (BMBF) geförderten Kompetenznetzes Depression, Suizidalität und des Deutschen Bündnisses gegen Depression e.V. gebündelt und weiterentwickelt (unter anderem Online-Diskussionsforum Depression, Psychiatriekonsil, Beratung für Betroffene und Angehörige).

Die Schwerpunkte der Aktivitäten liegen in den Bereichen:

- Förderung und Initiierung neuer Bündnisse gegen Depression
- intensive Öffentlichkeitsarbeit zu der Krankheit Depression (wie zum Beispiel der zweijährig stattfindende Deutsche Patientenkongress Depression)
- Durchführung von Forschungsprojekten zu Ursachen und Behandlung depressiv Erkrankter
- Weiterbildung von Ärzten und medizinischem Fachpersonal

Darüber hinaus strebt die Deutsche Depressionshilfe nationale und internationale Partnerschaften an, die zur Erfüllung des Stiftungszieles beitragen. Um eine notwendige Vielfalt an Aktivitäten zu gewährleisten und langfristig zu sichern, ist die Stiftung auf Spenden und Zustiftungen angewiesen. Schirmherr der Stiftung ist der Entertainer und Schauspieler Harald Schmidt.

Stiftung Deutsche Depressionshilfe
Semmelweisstraße 10, 04103 Leipzig
Tel.: 0341/97-24493
info@deutsche-depressionshilfe.de
www.deutsche-depressionshilfe.de